Heike Steen

Das PTA-Tagebuch
Tipps und Muster für die Ausarbeitung

Mit 59 Abbildungen

Online *PLUS*

Deutscher Apotheker Verlag

Zuschriften an
lektorat@dav-medien.de

Anschrift der Autorin
Heike Steen
Münster
heike-steen@web.de

Alle Angaben in diesem Buch wurden sorgfältig geprüft. Dennoch können die Autorin und der Verlag keine Gewähr für deren Richtigkeit übernehmen.

Ein Markenzeichen kann markenrechtlich geschützt sein, auch wenn ein Hinweis auf etwa bestehende Schutzrechte fehlt.

Bibliografische Information der Deutschen Nationalbibliothek
Die Deutsche Nationalbibliothek verzeichnet diese Publikation in der Deutschen Nationalbibliografie; detaillierte bibliografische Daten sind im Internet unter https://portal.dnb.de abrufbar.

Jede Verwertung des Werkes außerhalb der Grenzen des Urheberrechtsgesetzes ist unzulässig und strafbar. Das gilt insbesondere für Übersetzungen, Nachdrucke, Mikroverfilmungen oder vergleichbare Verfahren sowie für die Speicherung in Datenverarbeitungsanlagen.

> **Hinweis:** Um die Lesbarkeit des Buches zu verbessern, verzichten wir auf die Nennung männlicher und weiblicher Sprachformen. Alle personenbezogenen Begriffe beziehen sich unterschiedslos auf Menschen jeden Geschlechts.

1. Auflage 2020
ISBN 978-3-7692-7363-2 (Print)
ISBN 978-3-7692-7653-4 (E-Book, PDF)

© 2020 Deutscher Apotheker Verlag
Birkenwaldstraße 44, 70191 Stuttgart
www.deutscher-apotheker-verlag.de
Printed in Poland

Satz: primustype Hurler GmbH, Notzingen
Druck und Bindung: Druckerei Dimograf Sp.z.o.o. Bielsko-Biała
Umschlaggestaltung: semper smile, München
Umschlagabbildung: shutterstock

Heike Steen
Das PTA-Tagebuch

Vorwort

Nach der zweijährigen Schulzeit und dem erfolgreichen Bestehen des ersten Prüfungsabschnitts starten die angehenden PTA in die Apothekenpraxis und den Arbeitsalltag. Das erlernte Wissen will angewendet und erweitert werden.

Während des halbjährigen Praktikums muss ein Tagebuch erstellt werden, was Voraussetzung für die Zulassung zum zweiten Prüfungsabschnitt ist.

Die Anforderungen an das Praktikumstagebuch sind nur im Groben gesetzlich festgelegt und es tauchen während der praktischen Ausbildung Fragen und Unsicherheiten auf. Um diesbezüglich Hilfestellungen zu geben, kam im Lektorat Pharmazie des Deutschen Apotheker Verlags die Idee auf, dieses Arbeitsbuch zu entwickeln.

Ich bedanke mich bei Herrn Dr. Andreas S. Ziegler und Juliane Friedle, dass sie mir die Erstellung dieses Werkes anvertraut und erste Schritte zur Umsetzung bereits in die Wege geleitet haben.

Meine Hinweise und Empfehlungen habe ich aus meiner Tätigkeit als Prüferin im Fach Apothekenpraxis und als stellvertretende Prüfungsvorsitzende an der PTA-Schule in Münster sowie durch Kontakte zu anderen PTA-Schulen zusammengetragen.

Für die Unterstützung bei der Erstellung der Dokumentation der Arzneimittelherstellungen und -prüfungen bedanke ich mich bei dem Lehrerkollegium der PTA-Schule Münster und dem Team der Blick-Apotheke in Havixbeck.

Und zu guter Letzt gilt mein Dank natürlich dem Deutschen Apotheker Verlag, vor allem Marlene Bareiß, Programmplanerin im Lektorat Pharmazie, und Christiane Schneider für die sehr gute Zusammenarbeit bei der Umsetzung und Vollendung des vorliegenden Buches.

Da es regionale Unterschiede bezüglich der Anforderungen an ein Tagebuch seitens der PTA-Schule oder der zuständigen Behörde gibt, erhebt diese Arbeitshilfe keinen Anspruch auf Vollständigkeit.

Ich bin dankbar über Verbesserungsvorschläge oder ergänzende Hinweise und freue mich über Rückmeldungen von PTA-Schulen, Prüfungsvorsitzenden, Ausbildungsapotheken, Leserinnen und Lesern.

Münster, im Sommer 2020   Heike Steen

Inhaltsverzeichnis

Vorwort V

Abkürzungsverzeichnis VIII

TEIL A TIPPS UND ERLÄUTERUNGEN ZUM ERSTELLEN DES PTA-TAGEBUCHS

1 Einleitung 3

2 Allgemeine Hinweise zur Gestaltung des Tagebuchs 4

2.1 Gliederung des Tagebuchs 4

3 Die ersten Seiten 5

3.1 Deckblatt 5

3.2 Erklärung zum Tagebuch 5

3.3 Inhaltsverzeichnis 6

4 Arzneimittelherstellungen 7

4.1 Dokumentation einer Rezeptur 7

4.2 Dokumentation einer Defektur 9

4.3 Herstellung – Zusammenfassung 9

5 Arzneimittelprüfungen 11

5.1 Das Prüfprotokoll 11

5.2 Prüfung – Zusammenfassung 12

6 Schriftliche Arbeiten 13

6.1 Beispiele für Themen 13

7 Anhang, Literatur- und Quellenverzeichnis 15

Verwendete Quellen und weiterführende Literatur 16

TEIL B MUSTERAUSARBEITUNGEN FÜR DAS PTA-TAGEBUCH

Herstellung von Arzneimitteln – Rezepturen 19

Herstellung von Arzneimitteln – Defekturen 71

Prüfung von Arzneimitteln 103

Schriftliche Arbeiten zu apothekenrelevanten Themen 150

ANHANG

Abbildungsnachweis 175

Die Autorin 175

Abkürzungsverzeichnis

AMG	Arzneimittelgesetz
ApBetrO	Apothekenbetriebsordnung
BtMBinHV	Betäubungsmittel-Binnenhandelsverordnung
BtMG	Betäubungsmittelgesetz
BtMVV	Betäubungsmittel-Verschreibungsverordnung
DAC	Deutscher Arzneimittel-Codex
NRF	Neues Rezeptur-Formularium
Ph. Eur.	Europäisches Arzneibuch (Pharmacopoea Europaea)
PTA-APrV	Ausbildungs- und Prüfungsverordnung für pharmazeutisch-technische Assistenten

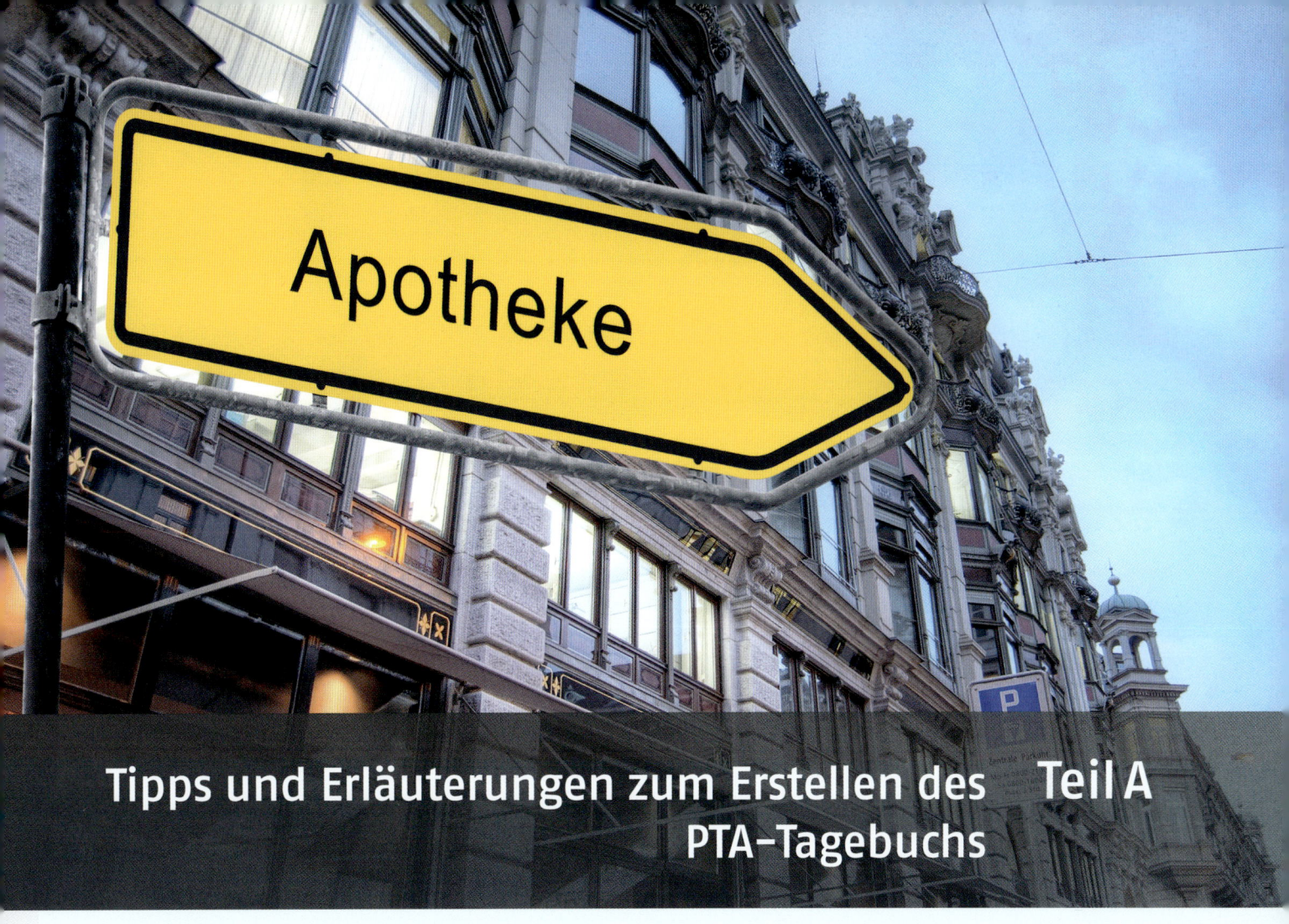

Tipps und Erläuterungen zum Erstellen des PTA-Tagebuchs   Teil A

1 Einleitung

Die verbindliche Anfertigung eines Tagebuchs während der sechsmonatigen praktischen Ausbildung in der Apotheke ist in der **Ausbildungs- und Prüfungsverordnung für pharmazeutisch-technische Assistenten (PTA-APrV)** niedergeschrieben. Demnach ist die Vorlage eines Tagebuchs Voraussetzung für die Zulassung zum zweiten Prüfungsabschnitt (§ 4 Abs. 3) und dessen Inhalt Bestandteil der Abschlussprüfung (§ 15 Abs. 1). Es ist daher sinnvoll, das Tagebuch sorgfältig zu erstellen und seinen Inhalt in der Prüfung präsent zu haben.

Ein Tagebuch umfasst die protokollierte Herstellung und Prüfung von je vier Arzneimitteln sowie schriftliche Arbeiten zu zwei weiteren Gebieten der praktischen Ausbildung (§ 1 Abs. 4).

> **ACHTUNG**
> Ein Tagebuch, das den Vorgaben nicht entspricht, kann abgelehnt werden. In diesem Fall wird der Auszubildende nicht zum 2. Prüfungsabschnitt der PTA-Prüfung zugelassen. In den meisten Fällen besteht allerdings die Möglichkeit, Fehlendes innerhalb einer Frist nachzureichen.
> Wurde der Inhalt von anderen Tagebüchern abgeschrieben, handelt es sich um Betrug. Es kommt immer wieder vor, dass der Prüfungsausschuss bei der Durchsicht der Tagebücher Betrugsfälle aufdeckt.

Dieses Buch soll Ihnen als PTA-Praktikant/-in die Erstellung eines Tagebuchs erleichtern.

Nach den allgemeinen Hinweisen zum Aufbau eines Tagebuches sind zu den drei Themenbereichen Herstellungen, Prüfungen und schriftliche Arbeiten zunächst ebenfalls allgemeine Tipps und Hinweise aufgeführt. Besonders wichtige Anmerkungen sind in einem Hinweiskasten hervorgehoben. Im zweiten Teil des Buches finden Sie zu jedem Themenbereich mehrere unterschiedliche Musterausarbeitungen als Beispiel.

> **HINWEIS**
> Das vorliegende Buch enthält viele Tipps und Vorschläge zur Erstellung eines Tagebuchs. Zu beachten ist, dass bei den Details der Anforderungen an Tagebücher teilweise regionale Unterschiede herrschen. Einige PTA-Schulen geben eigene Merkzettel mit Hinweisen zum Tagebuch an die Schüler heraus. Bei Unklarheiten ist Rücksprache mit den Fachlehrern bzw. dem Prüfungsausschuss zu halten.

2 Allgemeine Hinweise zur Gestaltung des Tagebuchs

Die meisten Tagebücher werden mit Hilfe eines Textverarbeitungsprogramms am Computer erstellt. Sie können Ihr Tagebuch aber auch handschriftlich verfassen (DIN A4, gut lesbar). Ihren eigenen Text und Ihre dokumentierten Herstellungen und Prüfungen können Sie im Copyshop binden lassen oder in ein Ringbuch bzw. eine Mappe heften. Achten Sie darauf, dass sich keine losen Blätter im Tagebuch befinden, die eventuell heraus fallen könnten. Bitte verzichten Sie auf die Verwendung von Prospekthüllen. Ein ordentliches, strukturiertes Tagebuch hinterlässt einen guten ersten Eindruck bei den Fachprüfern.

Der Abgabetermin ist häufig ca. vier bis sechs Wochen vor dem Prüfungstermin. Denken Sie daran, dass der Inhalt des Tagebuchs Inhalt der Prüfung ist. Erstellen Sie also eine Kopie für sich, damit Sie sich gut auf die Prüfung vorbereiten können.

2.1 Gliederung des Tagebuchs

Der Aufbau des Tagebuchs sollte wie folgt aussehen:
- Deckblatt,
- Erklärung zum Tagebuch,
- Inhaltsverzeichnis,
- Arzneimittelherstellungen,
- Arzneimittelprüfungen,
- schriftliche Arbeiten,
- Anhang,
- Literatur- und Quellenverzeichnis.

Zu den einzelnen Punkten finden Sie auf den folgenden Seiten nähere Erläuterungen.

3 Die ersten Seiten

3.1 Deckblatt

Das Tagebuch startet mit einem Deckblatt, welches Ihren Namen und Ihre Anschrift sowie den Namen und die Anschrift der Ausbildungsapotheke tragen sollte. Auch der Zeitraum des Praktikums ist zu vermerken.

> **BEISPIEL:**
>
> **Tagebuch**
>
> von Marie Meier │ Blumenweg 1 │ 12345 Musterstadt
>
> über die praktische Ausbildung zur pharmazeutisch-technischen Assistentin
>
> in der Sonnen-Apotheke │ Inhaber: Max Fröhlich
> Hauptstraße 33 │ 12345 Musterstadt │ Tel: 0123/4567
>
> in der Zeit vom 01.09.2019 bis 29.02.2020

3.2 Erklärung zum Tagebuch

Es folgt Ihre Erklärung, das Tagebuch selbständig verfasst zu haben.

> **BEISPIEL:**
>
> **Erklärung zum Tagebuch**
>
> Ich versichere, das Arbeitstagebuch eigenständig und lediglich unter Benutzung der angegebenen Quellen und Hilfsmittel verfasst zu haben.
> Diese Arbeit wurde in gleicher oder ähnlicher Form noch keiner Prüfungsbehörde vorgelegt.
>
> *Musterstadt, 07.02.2020*
> Ort, Datum
>
> *Marie Meier*
> Unterschrift

> **HINWEIS**
> Einige Schulen bzw. die zuständigen Behörden fordern zusätzlich, dass der ausbildende Apotheker mit seiner Unterschrift bestätigt, für die sechsmonatige Ausbildung des/der PTA verantwortlich gewesen zu sein und das Tagebuch kontrolliert zu haben.

Gerne können Sie zu Beginn Ihres Tagebuchs Ihre Praktikumsapotheke kurz vorstellen:
- Handelt es sich um eine Apotheke in der Innenstadt, in einem Ärztehaus oder auf dem Land?
- Gibt es eine Hauptapotheke mit einer oder mehreren Filialen?
- Welche Fachärzte sind in der Nähe?
- Bietet die Apotheke besondere Beratungsschwerpunkte oder Dienstleistungen an?
    - Heimbelieferung,
    - Schwerpunkt Beratung von Diabetikern,
    - Schwerpunkt Homöopathie und Naturheilverfahren,
    - Sterilherstellung,
    - Ist ein Kosmetikstudio oder Sanitätshaus angegliedert?
- Wie viele bzw. welche Mitarbeiter sind im Team (nur ganz allgemein)?

Falls Sie ein Foto einfügen möchten, fragen Sie die Apothekenleitung bzw. das Team bitte um Erlaubnis.

3.3 Inhaltsverzeichnis

Das Inhaltsverzeichnis soll dem Leser eine gute Übersicht über das Tagebuch verschaffen. Hier ist im Vorfeld zu klären, ob eine bestimmte Reihenfolge gewünscht ist. Üblicherweise werden zunächst die Herstellungen und Prüfungen beschrieben und danach folgt die Ausarbeitung der beiden Themen aus der Apothekenpraxis. Den Schluss bilden das Quellenverzeichnis und eventuelle Anhänge (z. B. Auszüge aus den Arzneibüchern oder dem NRF). Fortlaufende Seitenzahlen sind im Tagebuch essenziell. Im Inhaltsverzeichnis sorgen sie für eine klare Einteilung.

BEISPIEL

Inhaltsverzeichnis	Seite
Herstellung von Arzneimitteln	
Rezepturen	
...	xy
...	xy
...	xy
Defekturen	
...	xy
Prüfung von Arzneimitteln	
...	xy
...	xy
...	xy
...	xy
Apothekenrelevante Themen	
...	xy
...	xy
Anhang	xy
Literatur- und Quellenverzeichnis	xy

4 Arzneimittelherstellungen

Bestandteil des Tagebuchs sind insgesamt **vier protokollierte Arzneimittelherstellungen** (Rezepturen und/oder Defekturen).

Rezepturen haben je nach Fachrichtung und Verordnungsverhalten der umliegenden Ärzte einen unterschiedlichen Stellenwert in den Apotheken. Wählen Sie Rezepturen aus, die Sie in Ihrem Praktikum auch selbst hergestellt haben. Das können in Ihrer Ausbildungsapotheke häufig verordnete Salben oder Lösungen sein, Kapseln für ein Kleinkind, der Tee für eine Stammkundin oder eine selten vorkommende und anspruchsvolle Rezeptur aus der Klinik.

Die Herstellung einer Defektur, wie z. B. die Salbengrundlage für das Standgefäß, eine Stammzubereitung nach NRF, ein Tee nach Standardzulassung oder die vom Hautarzt nebenan regelmäßig verordnete Cortisoncreme, kann natürlich ebenso im Tagebuch beschrieben werden.

Rezepturen/Defekturen können nach individueller oder nach standardisierter Vorschrift (z. B. NRF) hergestellt werden. Idealerweise findet sich beides in Ihrem Tagebuch.

> **HINWEIS**
> Die Anforderungen an Tagebücher können regionale Unterschiede aufweisen. Klären Sie am besten mit Ihrem Fachlehrer ab, ob die Vorstellung einer Defektur gewünscht ist, oder ob auch vier Rezepturen beschrieben werden können.

Arbeiten Sie mit dem Programm und den Formularen, welche Ihnen in Ihrer Apotheke zur Verfügung stehen. Die hier verwendeten Musterbeispiele führen Sie anhand der Formulare des Deutschen Apotheker Verlags und des Laborprogramms Dr. Lennartz durch die Arzneimittelherstellung.

4.1 Dokumentation einer Rezeptur

Neben dem bei jeder Rezeptur anzufertigenden Herstellungsprotokoll gehören auch die Plausibilitätsprüfung und die Herstellungsanweisung zur vollständigen Dokumentation einer Rezepturherstellung (§ 7 ApBetrO). Wurde die Rezeptur bereits häufiger in der Apotheke hergestellt, können vorliegende Unterlagen kopiert und beigefügt werden.

Definitionen, pharmakologische Wirkungen der Substanzen, nähere Beschreibungen der verwendeten Geräte usw. gehören nicht in das Protokoll. Sie können jedoch einen kurzen einleitenden Text zu Ihrem hergestellten Arzneimittel verfassen.

4.1.1 Plausibilitätsprüfung

Bevor Sie eine Rezeptur anfertigen, müssen Sie sie zusammen mit einem Apotheker auf Plausibilität prüfen.

Denken Sie daran, dass zur Plausibilitätsprüfung nicht nur die Prüfung auf zum Beispiel Unbedenklichkeit und Kompatibilität der Wirk- und Hilfsstoffe oder Stabilität der Rezeptur und Haltbarkeit gehören. Es muss auch die individuelle Plausibilität geprüft (Ist die Rezeptur für den Patienten geeignet? Richtige Dosierung?) und auf dem Herstellungsprotokoll dokumentiert werden.

Wurde die Rezeptur bereits häufiger in der Apotheke hergestellt, können Sie auf die vorhandene Plausibilitätsprüfung Bezug nehmen und eine Kopie in Ihr Tagebuch heften. Standardisierte Rezepturen – z. B. nach NRF – sind plausibel; hier ist keine separate Plausibilitätsprüfung nötig. Die individuelle Plausibilität müssen Sie jedoch, wie bereits erwähnt, immer prüfen!

4.1.2 Herstellungsanweisung

Für jede in der Apotheke vorkommende Art der Herstellung (Mischen von Flüssigkeiten, Herstellen einer Salbe, Herstellen von Kapseln usw.) ist eine allgemeine Herstellungsanweisung zu erstellen. Auf diese kann bei der Herstellung einer Rezeptur im Protokoll Bezug genommen werden (Vermerk). Die allgemeine Vorgehensweise zum Beispiel bei der Herstellung einer Salbe mit dem Topitec®-Gerät müssen Sie dann nicht mehr im Einzelnen im Protokoll aufführen. Eine Kopie der Herstellungsanweisung gehört in Ihr Tagebuch.

Die Herstellungsanweisung beinhaltet:
- die Vorbereitung des Arbeitsplatzes (Hygienemaßnahmen, Schutzkleidung),
- einen Hinweis auf die erfolgte Plausibilitätsprüfung,
- die eingesetzten Ausgangsstoffe,
- die kurze, aber nachvollziehbare Beschreibung des Herstellungsvorgangs und die Angabe der verwendeten Geräte,
- Inprozesskontrollen,
- Verpackung und Kennzeichnung
- und die Freigabe durch einen Apotheker.

4.1.3 Herstellungsprotokoll

Jede in der Apotheke angefertigte Rezeptur oder Defektur muss von der herstellenden Person protokolliert werden. Im Herstellungsprotokoll wird Bezug genommen auf die zugrundeliegende Herstellungsanweisung und die erfolgte Plausibilitätsprüfung.

Im Herstellungsprotokoll ist Folgendes aufzuführen:
- Name der herstellenden Person, Herstellungsdatum,
- bei einer verordneten Rezeptur: Name des Patienten und des verschreibenden Arztes, bzw. eine Rezeptkopie,
- bei Rezepturen für ein Tier: Name des Tierhalters und die Tierart, Name des verschreibenden Tierarztes,
- bei Kundenanforderungen: Name des Kunden,
- bei Defekturen: die Chargengröße (z. B. 10 Tuben à 50 g) und -bezeichnung,
- Hinweis auf erfolgte Plausibilitätsprüfung,
- Art und Menge der Ausgangsstoffe sowie die Chargenbezeichnung bzw. Prüfnummer, Soll- und Ist-Einwaage,
- Gefährdungsbeurteilung nach BAK-Leitlinie,
- Hinweis auf die Herstellungsanweisung (z. B. NRF),
- Herstellungsparameter (z. B. 1000 U, 10 Min. bei einer Herstellung mit dem Topitec®),
- Inprozesskontrollen mit Ergebnis,
- Art des Abgabegefäßes
- und die Freigabe durch einen Apotheker.

Außerdem sind Besonderheiten bei der Herstellung im Protokoll anzugeben. Das kann die erforderliche Einstellung eines pH-Wertes, die Zugabe eines Hilfsstoffs, die Rücksprache mit dem Arzt oder ein sonstiger wichtiger ergänzender Hinweis sein.

Vergessen Sie nicht, in Ihrem Tagebuch auf den Rezeptkopien und im Herstellungsprotokoll die Patientendaten (Name, Adresse, Geburtsdatum, Versichertennummer) und gegebenenfalls auch die Arztdaten unkenntlich zu machen bzw. zu schwärzen. Auch auf den Rezepturetiketten ist der Name des Patienten zu schwärzen bzw. durch N. N. zu ersetzen.

> **HINWEIS**
> Falls Sie das Herstellungsprotokoll mit einem Computerprogramm erstellen und das Namenszeichen einer Kollegin/eines Kollegen verwenden, da Ihr Name in dem Programm nicht hinterlegt wurde, korrigieren Sie das bitte handschriftlich im ausgedruckten Protokoll (bei „herstellende Person" und den Einwaagen). Aus dem Protokoll muss hervorgehen, dass Sie die Rezeptur/Defektur hergestellt haben und nicht ein Kollege!

Achten Sie darauf, dass ein Apotheker die Rezeptur/Defektur mit Datum und Unterschrift freigegeben hat. Normalerweise werden Kopien der Protokolle in das Tagebuch geheftet (das Original verbleibt in der Apotheke).

4.2 Dokumentation einer Defektur

Zur vollständigen Dokumentation einer Defektur gehört neben der Plausibilitätsprüfung, der Herstellungsanweisung und des Herstellungsprotokolls zusätzlich noch die Prüfanweisung (inklusive Risikoanalyse) und das Prüfprotokoll (§ 8 ApBetrO).

4.2.1 Prüfanweisung

In der Apotheke hergestellte Defekturarzneimittel müssen geprüft werden. Hierzu ist eine Prüfanweisung anzufertigen. Für Art und Umfang der Prüfung wird die Risikobeurteilung des Defekturarzneimittels herangezogen. In diese Risikobeurteilung fließen Chargengröße, Applikationsart, Darreichungsform, Risiken der Wirkstoffe und die Art des Herstellungsprozesses mit ein. Die Prüfanweisung muss mindestens Angaben zur Probennahme, zur Prüfmethode und zur Art der Prüfungen enthalten. Soll- und Grenzwerte sind anzugeben (z. B. pH-Wert 6). Die meisten in der Apotheke hergestellten Defekturarzneimittel weisen ein niedriges Risiko auf. In dem Fall wären folgende Prüfungen möglich: pH-Wert, Brechungsindex, Farb- und Fällungsreaktionen, Sichtkontrolle auf Gleichförmigkeit, Ausstreichtest auf Glasplatte, Partikelgrößenbestimmung.

4.2.2 Prüfprotokoll

Über die erfolgte Prüfung ist ein Protokoll anzufertigen. Hier müssen das Datum der Prüfung, die prüfende Person, die zugrundeliegende Prüfanweisung und die Prüfergebnisse angegeben werden. Abschließend erfolgt die Endfreigabe der Defektur mit Datum und Unterschrift des verantwortlichen Apothekers.

4.3 Herstellung – Zusammenfassung

Was gehört alles in Ihr Tagebuch?
Die vollständige Dokumentation der Herstellung mit den in Ihrer Apotheke vorhandenen Formularen **muss** ins Tagebuch:
- Plausibilitätsprüfung,
- Herstellungsanweisung,
- Herstellungsprotokoll (inkl. individueller Plausibilitätsprüfung, Berechnungen, Besonderheiten bei der Herstellung),
- Berechnung des Rezepturpreises nach Hilfstaxe,
- Etikett.

Bei Herstellung einer Defektur zusätzlich:
- Prüfanweisung (inkl. Risikobeurteilung),
- Prüfprotokoll.

Zusätzliche Informationen **können** ins Tagebuch:
- kurze Angaben zu Ihrem hergestellten Arzneimittel (Indikation, Wirkung, Eigenschaften der Wirk- und Hilfsstoffe),
- Besonderheiten Ihrer Rezeptur:
    - Vielleicht möchten Sie einen ZL-Ringversuch näher beschreiben
    - oder ein besonderes Gerät näher erläutern.

HINWEIS ZU DEN MUSTERAUSARBEITUNGEN IN DIESEM BUCH

Als Beispiele wurden bewusst unterschiedliche Rezepturen/Defekturen ausgewählt:
- Einarbeitung eines Wirkstoffs in ein Fertigarzneimittel als Salbengrundlage,
- Herstellung einer Salbe unter Verwendung von Rezepturkonzentraten,
- Herstellung einer Lösung nach NRF-Vorschrift (auch als Defektur),
- Herstellung einer „besonderen" Betäubungsmittel-Rezeptur,
- Herstellung eines Tees nach Standardzulassung als Defektur.

Der Schwerpunkt liegt auf halbfesten und flüssigen Zubereitungen, da diese meist in den Apotheken vorkommen.

Es ist nicht zulässig, die Herstellung einer Rezeptur bzw. Defektur wortwörtlich in Ihr eigenes Tagebuch zu übernehmen!

Wählen Sie für Ihr Tagebuch Rezepturen aus, die während Ihres Praktikums in der Apotheke verordnet bzw. von Kunden verlangt werden. Nicht in jeder Apotheke werden Defekturen hergestellt. Protokollieren Sie die Herstellungen genau so, wie Sie sie auch machen und mit den Ihnen zur Verfügung stehenden Formularen. Es darf sich dabei auch um eine Herstellung handeln, die in diesem Buch als Beispiel dient. Eine Salbe kann auf unterschiedliche Weise hergestellt werden; manuell mit Fantaschale und Pistill oder mit einem automatischen Rührsystem (Unguator® oder Topitec®).

5 Arzneimittelprüfungen

Bestandteil des Tagebuchs sind insgesamt vier protokollierte Arzneimittelprüfungen. Neben Ausgangsstoffen ist auch die Untersuchung von Drogen denkbar oder gar gewünscht.

Nach § 6 ApBetrO dürfen Sie in der Apotheke nur Ausgangsstoffe verwenden, die die nach der pharmazeutischen Wissenschaft erforderliche Qualität aufweisen. Liegt dem Ausgangsstoff kein Prüfzertifikat bei, muss in der Apotheke die vollständige Prüfung der Substanz auf Identität, Reinheit und Gehalt nach Arzneibuch erfolgen und dokumentiert werden. In fast allen Apotheken wird darauf geachtet, nur Ausgangsstoffe zu beziehen, die über ein entsprechendes Zertifikat mit Angaben zur Reinheit und zum Gehalt verfügen.

Aus dem Prüfzertifikat muss ersichtlich sein, dass der Ausgangsstoff nach den anerkannten pharmazeutischen Regeln geprüft worden ist und die erforderliche Qualität aufweist. In diesem Fall ist in der Apotheke nur die Identität zweifelsfrei zu prüfen und zu dokumentieren. Die Analysenwerte des Zertifikats sind mit den Angaben in der aktuellen Arzneibuchmonografie zu vergleichen (Vermerk im Protokoll oder Abhaken der Prüfungsergebnisse auf dem Prüfzertifikat).

Die Identitätsprüfung erfolgt nach den gültigen Arzneibüchern (Ph. Eur., DAB, HAB) oder dem DAC. Sollten Sie als Grundlage eine andere Prüfvorschrift als die des Arzneibuchs wählen, so ist dies im Tagebuch zu begründen. Das Argument, bestimmte Geräte seien in der Apotheke nicht vorrätig, entschuldigt nicht den Verzicht auf eine Identitätsprüfung.

Zur Prüfung der Identität reicht es nicht aus, nur die Eigenschaften (gelbes Pulver, löslich in Wasser) oder allgemeine Gruppennachweise (Prüfung auf Natrium) zu prüfen. Alternative Prüfmethoden können durchgeführt werden, wenn die gleichen Ergebnisse wie mit den beschriebenen Methoden und Geräten des Arzneibuchs erzielt werden.

Empfehlenswert ist es, möglichst unterschiedliche Substanzen zu prüfen (Droge, Pulver, Salbengrundlage, Flüssigkeit) und unterschiedliche Prüfmethoden zu beschreiben:
- sensorische Prüfung (Aussehen, Geruch),
- Makro-/Mikroskopie bei Teedrogen,
- physikalische Untersuchungen wie Brechungsindex, Schmelzpunkt, Löslichkeit, Viskosität, Dichte, NIR,
- chemische Nachweise (Farbreaktionen, Bildung eines Niederschlags, DC).

> **HINWEIS**
> Die Anforderungen an Tagebücher können regionale Unterschiede aufweisen. Klären Sie am besten mit Ihrem Fachlehrer ab, ob bezüglich Inhalt und Umfang der Beschreibung der Arzneimittelprüfungen bestimmte Auflagen erfüllt werden müssen. Normalerweise reicht es aus, bei Vorliegen eines Prüfzertifikats nur die Identität des Stoffes zu prüfen. Einige Schulen erwarten aber auch Reinheits- und Gehaltsprüfungen – soweit in der Apotheke durchführbar.

Arbeiten Sie mit dem Programm und den Formularen, welche Ihnen in Ihrer Apotheke zur Verfügung stehen. Die hier verwendeten Musterbeispiele führen Sie anhand der Formulare des Deutschen Apotheker Verlags und des Laborprogramms Dr. Lennartz durch die Arzneimittelprüfung.

5.1 Das Prüfprotokoll

Das Prüfprotokoll muss vollständig ausgefüllt sein. Im Protokoll muss erkennbar sein, nach welcher Vorschrift der Ausgangsstoff geprüft wurde. Wenn Sie möchten, können Sie die verwendete Prüfvorschrift, z. B. eine Kopie der Arzneibuchmonografie, in Ihr Tagebuch heften. Dies ist aber meist nicht zwingend erforderlich. Das Prüfzertifikat der externen Prüfstelle ist jedoch unbedingt beizulegen. Jedes Prüfprotokoll wird mit einer internen Prüfnummer gekennzeichnet.

Der Untersuchungsvorgang ist klar und eindeutig zu beschreiben. Geben Sie nur kurze Hinweise, die zur Erläuterung eines sonst nicht verständlichen Arbeitsablaufs von Nöten sind. In Arzneibüchern veröffentlichte Untersuchungsmethoden sind nicht abzuschreiben oder inhaltlich im Einzelnen wiederzugeben.

Alle Prüfungsergebnisse müssen angegeben werden. Falls Sie eine Droge mikroskopisch untersuchen, sind Zeichnungen – beispielsweise der charakteristischen Spaltöffnungen oder Drüsenschuppen – der untersuchten Droge beizufügen. Auch der Ausdruck des NIR-Spektrometers oder das Ergebnis der DC (Zeichnung bzw. Foto) gehören zum Protokoll.

Abschließend erfolgen die Beurteilung der Prüfungsergebnisse und die Freigabe durch den Apotheker. Vergessen Sie nicht die Hinweise zur Lagerung und die Kennzeichnung des Standgefäßes.

HINWEIS
Falls Sie das Prüfprotokoll mit einem Computerprogramm erstellen und das Namenszeichen einer Kollegin/eines Kollegen verwenden, da Ihr Name in dem Programm nicht hinterlegt wurde, korrigieren Sie das bitte handschriftlich in dem ausgedruckten Protokoll. Aus dem Protokoll muss hervorgehen, dass Sie die Prüfung durchgeführt haben und nicht ein Kollege!

Achten Sie darauf, dass ein Apotheker den Ausgangsstoff mit Unterschrift freigegeben hat. Normalerweise werden Kopien der Protokolle in das Tagebuch geheftet (das Original verbleibt in der Apotheke).

Ergänzen Sie Ihr Protokoll mit einem kurzen eigenen Text zu der durchgeführten Prüfung. Hier können Sie die Art der Prüfung oder das verwendete Gerät kurz erläutern und einfache Reaktionsgleichungen angeben. Empfehlenswert sind außerdem kurze Angaben zur untersuchten Substanz wie Wirkung bzw. Eigenschaften und Verwendung.

Denken Sie daran: Der Inhalt des Tagebuchs ist Bestandteil der Abschlussprüfung.

5.2 Prüfung – Zusammenfassung

Haben Sie an alles gedacht?
Angaben auf dem Protokoll:
- Überschrift (Ausgangsstoff), Prüfdatum und prüfende Person,
- Substanzmenge und Herkunft der Ware, Lieferdatum, Chargenbezeichnung,
- gültige Prüfvorschrift, interne Prüfnummer,
- vorhandenes Prüfzertifikat (bzw. Kopie) aufkleben bzw. anheften und Angaben kontrollieren,
- Art der durchgeführten Prüfungen und Ergebnisse:
  - Aussehen, Geruch, Löslichkeit,
  - bei Drogen Makroskopie/Mikroskopie (Zeichnungen beifügen),
  - Identitätsprüfungen,
  - ggf. Reinheits- und Gehaltsprüfungen mit Berechnung,
- abschließende Beurteilung und Freigabe,
- Angaben zur Lagerung, Kennzeichnung des Standgefäßes (Etikett).

Neben der reinen Dokumentation Ihrer Prüfung (Prüfprotokoll) **können** Sie einen kurzen eigenen Text verfassen mit ergänzenden Informationen:
- kurze Angaben zu Indikation/Wirkweise, Eigenschaften des Ausgangsstoffs,
- kurze Beschreibung der durchgeführten Prüfung und des verwendeten Geräts,
- evtl. ergänzende Formeln/Reaktionsgleichungen.

Die Prüfvorschrift (z.B. Arzneibuchmonografie) können Sie anhängen.

HINWEIS ZU DEN MUSTERAUSARBEITUNGEN IN DIESEM BUCH
Als Beispiel wurden bewusst verschiedene Substanzen ausgewählt, die unterschiedlich aufwändig zu prüfen sind. So finden Sie eine Droge, pulverförmige und flüssige Ausgangsstoffe und eine Salbengrundlage. Der Schwerpunkt wurde auf die Pflichtprüfung Identität gelegt. Ergänzend sind auch Reinheitsprüfungen und eine Gehaltsbestimmung beschrieben.
In den Apotheken ist nach Änderung der Apothekenbetriebsordnung kein Vorhandensein bestimmter Geräte und Prüfmittel mehr vorgeschrieben. Die Laborausstattung kann daher sehr unterschiedlich sein. Andere Prüfungen, die zum gleichen Ergebnis führen, sind möglich (z. B. IR-Spektroskopie, Prüfungen nach Rohdewald P, Rücker G, Glombitza K-W. Apothekengerechte Prüfvorschriften).
Es ist nicht zulässig, die Prüfung eines Ausgangsstoffs wortwörtlich in Ihr eigenes Tagebuch zu übernehmen!
Prüfen Sie Ausgangsstoffe, die während Ihres Praktikums in der Apotheke bestellt und benötigt werden. Protokollieren Sie die Prüfungen genau so, wie Sie sie auch machen und mit den Ihnen zur Verfügung stehenden Formularen. Es darf sich dabei auch um einen Ausgangsstoff handeln, der in diesem Buch als Beispiel dient.

6 Schriftliche Arbeiten

Bestandteil des Tagebuchs sind zuletzt noch zwei frei erarbeitete Themen aus der Apothekenpraxis. Wählen Sie Themen, die Sie besonders interessieren oder die Ihnen in Ihrem Arbeitsalltag häufig begegnet sind. In den meisten Prüfungen werden Fragen zu Ihren ausgearbeiteten Themen gestellt, häufig als Einstieg.

Sie finden in diesem Buch Anregungen zu möglichen Themen. Um Informationen zu Ihrem ausgewählten Thema zu finden, eignen sich als Quellen z. B. Fachliteratur (Bücher, Zeitschriften), ABDA-Datenbank, Fachinformationen und Packungsbeilagen der Arzneimittel, Unterlagen aus Ihrer PTA-Schulzeit oder Fortbildungsskripte. Natürlich können Sie auch im Internet recherchieren. Achten Sie darauf, aus welcher Quelle die Informationen im Netz stammen. Abbildungen und Tabellen können Ihren Text ergänzen. Versuchen Sie aber nicht, mit zu vielen Bildern, zu großer Schrift und vielen Absätzen die Seiten zu füllen. Auf den Inhalt kommt es an! Üblich ist ein Umfang von fünf bis zehn Seiten pro Thema.

> **TIPPS ZUM VERFASSEN EINES TEXTES**
> - Schreiben Sie möglichst keine längeren Textpassagen ab, sondern verfassen Sie den Text in eigenen Worten.
> - Achten Sie auf korrekte Rechtschreibung und Grammatik.
> - Vermeiden Sie sehr lange verschachtelte Sätze.
> - Ein kurzer Vorspann reißt das Thema an und macht neugierig auf den folgenden Text.
> - Gliedern Sie Ihren Text in Absätze oder durch Zwischenüberschriften.
> - Fachbegriffe oder Abkürzungen, die nicht so gängig sind, müssen bei der ersten Erwähnung im Text erklärt werden.
>
> Denken Sie daran, alle verwendeten Literatur-, Internet- und Bildquellen im Anhang anzugeben.

6.1 Beispiele für Themen

Die folgende Auflistung enthält Vorschläge, die Sie bei der Auswahl Ihres Themas unterstützen können. Vielleicht haben Sie aber auch ganz andere Ideen.

- Beratung in der Selbstmedikation (Krankheitsbild, Abgrenzung Arztbesuch, medikamentöse Behandlungsmöglichkeiten, Hinweise zur Anwendung/Dosierung, Zusatztipps, evtl. Ernährungstipps):
    - Fuß- und/oder Nagelpilz,
    - Vaginalmykose,
    - Verstopfung,
    - Durchfall,
    - Übelkeit/Erbrechen,
    - Sodbrennen,
    - Lippenherpes,
    - Kopfläuse,
    - Husten,
    - Schnupfen/Sinusitis,
    - Erkältung,
    - trockenes Auge,
    - Hämorrhoiden,
    - Allergie/Heuschnupfen,
    - Blasenentzündung,
    - Kopfschmerzen/Migräne,
    - Schlafstörungen,
    - Warzen,
- Beratung bei Abgabe der „Pille danach",
- Arzneimittelmissbrauch/-abhängigkeit (Analgetika, Laxantien, Schlafmittel u. a.),
- Hypertonie (Krankheitsbild, medikamentöse Behandlung, ergänzende Maßnahmen),
- Asthma (Krankheitsbild, Dauer-, Bedarfstherapie, Handhabung der Dosieraerosole/Pulverinhalatoren [Auswahl], Peak-Flow-Messung),
- Schilddrüsenerkrankungen,

- Osteoporose,
- Venenbeschwerden (pflanzliche Mittel, Stütz- und Kompressionsstrümpfe),
- Neurodermitis (Krankheitsbild, medikamentöse Behandlung, Hautpflege),
- Zusammenstellung einer Reiseapotheke,
- Akne,
- Sonnenschutz,
- Raucherentwöhnung,
- Wunden und Wundversorgung,
- Vitamine (Aufgaben, Vorkommen, ergänzende Zufuhr bei welchen Erkrankungen, Präparatebeispiele),
- Mineralstoffe (Aufgaben, Vorkommen, ergänzende Zufuhr bei welchen Erkrankungen, Präparatebeispiele),
- homöopathische Mittel für Säuglinge und Kleinkinder,
- biochemische Mittel nach Dr. Schüssler,
- Aktionstag in der Apotheke (z. B. Knochendichtemessung, Venenmessung, Messung von Blutlipiden/Blutzucker – Planung, Marketing, Durchführung, Fazit),
- Blutdruckmessung in der Apotheke (Hyper-/Hypotonie, Durchführung der Messung, unterschiedliche Geräte),
- Heimbelieferung,
- Betäubungsmittel in der Apotheke (Was sind BtM? Lagerung, Abgabebelegverfahren, BtM-Rezept, Dokumentation),
- Substitutionsbehandlung Opiatabhängiger,
- Rezeptformulare (Kassenrezept, Privatrezept, grünes Rezept, T-Rezept, BtM-Rezept, Angaben auf dem Rezept, Gültigkeit, Abrechnung, Dokumentation),
- Fertigarzneimittelprüfung (Durchführung, Dokumentation, AMK-Berichtsbogen, wichtige Mitteilungen der AMK),
- Antidote und Notfalldepot,
- Gefahrstoffe (Kennzeichnung, Lagerung, Abgabe, Arbeitsschutzmaßnahmen beim Umgang mit Gefahrstoffen).

> **HINWEIS ZU DEN MUSTERAUSARBEITUNGEN IN DIESEM BUCH**
> Dieses Buch enthält vier ausgearbeitete Themenbeispiele, um Ihnen einen Eindruck zu vermitteln, wie so etwas aussehen kann. Die Themen können auch ganz anders aufgebaut und gegliedert sein oder andere Schwerpunkte beinhalten.
> **Es ist nicht zulässig, ein Thema wortwörtlich in Ihr eigenes Tagebuch zu übernehmen!**
> Natürlich dürfen Sie beispielsweise das Thema Sodbrennen auswählen, aber schreiben Sie es **individuell** in Ihren eigenen Worten. Füllen Sie es mit dem für Sie wichtigen Inhalt. Nutzen Sie die Ihnen zur Verfügung stehenden Quellen und erwähnen Sie die Handelspräparate, die in Ihrer Praktikumsapotheke vorhanden sind und empfohlen werden.

7 Anhang, Literatur- und Quellenverzeichnis

Wenn Sie in Ihrem Tagebuch einen Anhang erstellen, ist es wichtig, dass Sie in Ihrem Text auf den Anhang verweisen. Auszüge aus z. B. dem Arzneibuch (Monografie, Prüfmethode) oder NRF werden häufig angehängt. Für die Prüfungskommission ist es bei der Durchsicht des Tagebuchs etwas angenehmer, da diese Seiten keine von Ihnen verfassten Texte enthalten. Alternativ dürfen Sie diese Kopien aber auch zu Ihrer Herstellungs- oder Prüfungsanweisung heften.

Auf den letzten Seiten Ihres Tagebuches müssen Sie Ihre verwendeten Quellen angeben. Als Quellen zur Erstellung Ihrer Texte dienen Bücher, Artikel in Zeitschriften, Unterlagen aus dem Unterricht oder Internetseiten. Enthält Ihr Tagebuch Abbildungen, Fotos oder Infografiken, so sind auch hier die Quellen anzugeben. Lediglich Ihre eigenen Zeichnungen oder Fotos können Sie ohne weitere Angabe in Ihr Tagebuch hineinnehmen.

> **EIN PAAR TIPPS ZUR RICHTIGEN ANGABE VON QUELLEN:**
> - Buch: Autor (Nachname, erster Buchstabe des Vornamens) und Titel des Werkes (Auflage, Verlag, Ort und Erscheinungsjahr können Sie ergänzen):
>   - Mustermann M. Selbstmedikation. 3. Aufl., PharmaVerlag, Musterstadt 2019
> - Artikel in einer Zeitschrift: Autor (Nachname, erster Buchstabe des Vornamens) und Titel des Beitrags, Name der Zeitschrift, Ausgabe/Heftnummer, Seitenzahlen, Ort und Datum:
>   - Mustermann M. Magenbeschwerden natürlich behandeln. Heilpflanzenumschau 21: 23–25, Musterstadt 2019
> - Bei einzelnen Artikeln oder Bildern aus dem Internet möglichst Angabe der vollständigen URL mit Zugriffsdatum, da sich die Inhalte im Internet schnell ändern. Die Angabe der Internetseite sollte ein Wiederauffinden ermöglichen.
> - In der Pharmazie sehr bekannte Seiten können wie folgt angegeben werden:
>   - www.rki.de (Robert-Koch-Institut)
> - Weitere Beispiele:
>   - Unterlagen aus dem Arzneimittelkundeunterricht an der PTA-Schule Musterstadt, Lehrgang 2018/20,
>   - Produktbroschüre der Firma XY,
>   - Skript der Fortbildung „Hautpflege bei Neurodermitis" am 17.01.2020, XY Cosmetics Musterstadt.

Verwendete Quellen und weiterführende Literatur

ABDA-Bundesvereinigung Deutscher Apothekenverbände e.V., DAC/NRF-Kommission: Deutscher Arzneimittel-Codex/Neues Rezeptur-Formularium (DAC/NRF). Ergänzung zum amtlichen Arzneibuch. Govi-Verlag – ein Imprint der Avoxa Mediengruppe/Deutscher Apotheker Verlag 2019

Apothekenbetriebsordnung in der Fassung der Bekanntmachung vom 26. September 1995 (BGBl. I S. 1195), zuletzt durch Artikel 2 des Gesetzes vom 13. Januar 2020 (BGBl. I S. 66) geändert (ApBetrO)

Arzneimittelgesetz in der Fassung der Bekanntmachung vom 12. Dezember 2005 (BGBl. I S. 3394), zuletzt durch Artikel 2 Absatz 1 des Gesetzes vom 25. Juni 2020 (BGBl. I S. 1474) geändert

Ausbildungs- und Prüfungsverordnung für pharmazeutisch-technische Assistentinnen und pharmazeutisch-technische Assistenten vom 23. September 1997 (BGBl. I S. 2352), zuletzt durch Artikel 3 des Gesetzes vom 13. Januar 2020 (BGBl. I S. 66) geändert (PTA-APrV)

BAK Leitlinie: Herstellung und Prüfung der nicht zur parenteralen Anwendung bestimmten Rezeptur- und Defekturarzneimittel (Online: https://www.abda.de/fuer-apotheker/qualitaetssicherung/leitlinien/leitlinien-und-arbeitshilfen/; Zugriff: 12/2019)

BAK Leitlinie: Prüfung und Lagerung der Ausgangsstoffe (Online: https://www.abda.de/fuer-apotheker/qualitaetssicherung/leitlinien/leitlinien-und-arbeitshilfen/; Zugriff: 12/2019)

Blaschek W. Wichtl – Teedrogen und Phytopharmaka. Ein Handbuch für die Praxis. 6. Aufl., Deutscher Apotheker Verlag, Stuttgart 2016

Braun R. Standardzulassungen und Standardregistrierungen für Fertigarzneimittel. 1. Aufl. inkl. 19. Akt.lfg. Deutscher Apotheker Verlag, Stuttgart 2019

Deutscher Apothekerverband e.V. (Hrsg.). Hilfstaxe für Apotheken. 36. Erg.lfg., Govi-Verlag – ein Imprint der Avoxa Mediengruppe, Eschborn 2019

Europäisches Arzneibuch 9.0–9.8. Amtliche deutsche Ausgabe. Grundwerk 2017 inkl. 1.–8. Nachtrag 2019. Deutscher Apotheker Verlag, Stuttgart

Gebler H. Leitfaden für die praktische Ausbildung der PTA-AnwärterInnen in Apotheken. 15. Aufl., Govi-Verlag – ein Imprint der Avoxa Mediengruppe, Eschborn 2017

Herstellerinformation zum NIR-Spektrometer ApoIdent (HiperScan GmbH, Dresden)

Lauer-Taxe. Online: https://www.cgm.com/lauer-fischer/index.de.jsp (Zugriff 01/2020)

Rohdewald P, Rücker G, Glombitza K-W. Apothekengerechte Prüfvorschriften. 1. Aufl. 23. Akt., Deutscher Apotheker Verlag, Stuttgart 2019

Schumann E. Chemisch-pharmazeutische Übungen, 8. Aufl., Govi- Verlag – ein Imprint der Avoxa Mediengruppe, Eschborn 1997

www.caelo.de (Zugriff: 01/2020)

www.dr-wolff-partner.de (Zugriff: 01/2020)

www.ichthyol.de (Zugriff: 01/2020)

www.topitec.de (Zugriff: 01/2020)

www.walaarzneimittel.de (Zugriff: 01/2020)

Ziegler A S. Plausibilitäts-Check Rezeptur gemäß § 7 ApBetrO. 5. Aufl., Deutscher Apotheker Verlag, Stuttgart 2019

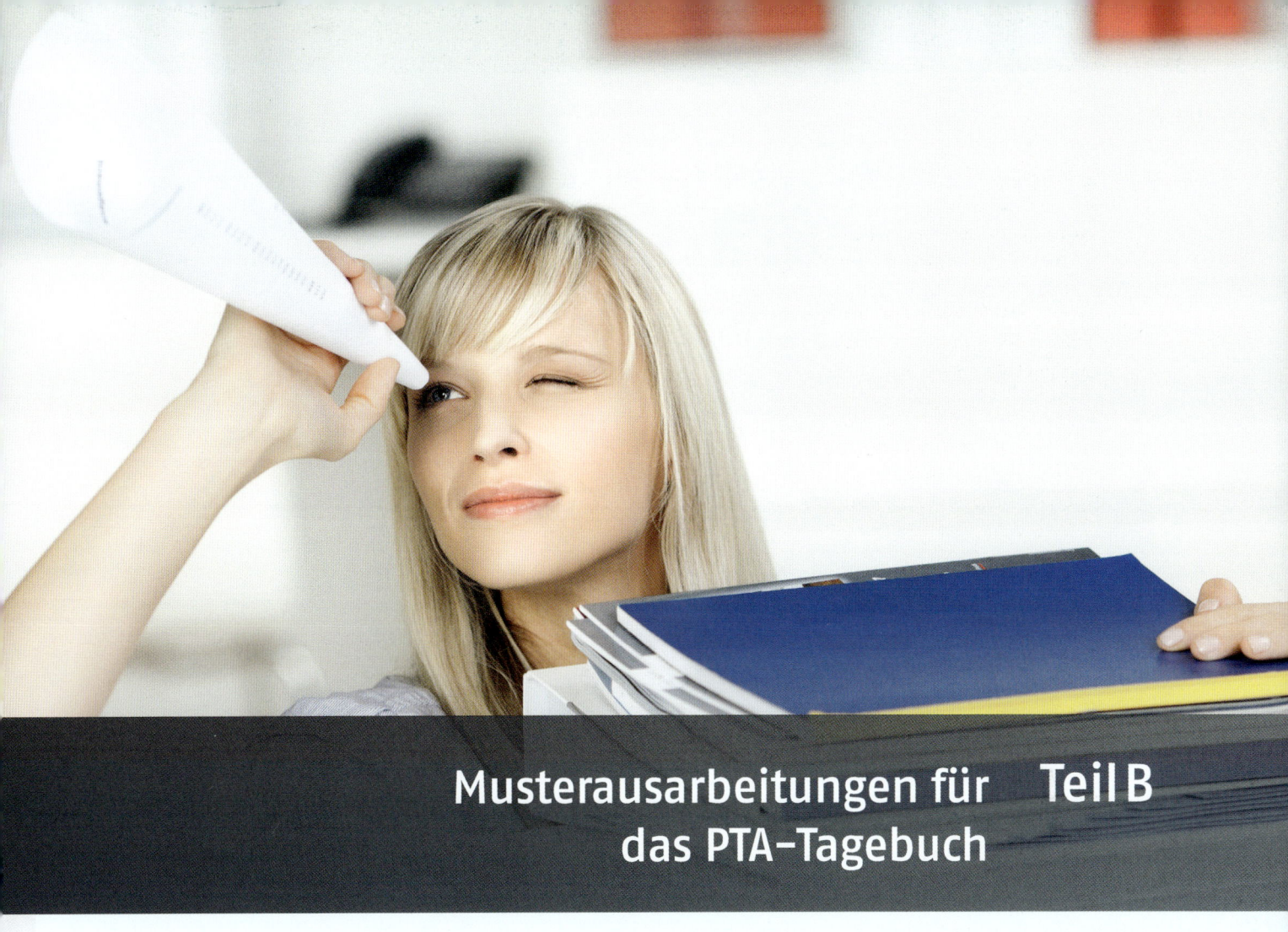

Musterausarbeitungen für das PTA-Tagebuch   Teil B

Online-Plus-Base: Einige Formulare des Deutschen Apotheker Verlags finden Sie zum Download auf www.online-plusbase.de. Für den Zugang benötigen Sie eine E-Mail-Adresse und dieses Buch.

Bei den hier folgenden Herstellungen, Prüfungen und Ausarbeitungen handelt es sich um Beispiele. **Es ist nicht zulässig, diese wortwörtlich in Ihr eigenes Tagebuch zu übernehmen!**

Herstellung von Arzneimitteln – Rezepturen

Erythromycin (mikronisiert) 2 % in Linola® Creme

Bei dieser Rezeptur wird der Wirkstoff Erythromycin in ein Fertigarzneimittel (Linola® Creme) eingearbeitet. Grundsätzlich können Fertigarzneimittel für Rezepturen verwendet werden. Zugelassene Fertigarzneimittel dürfen nur in entsprechender Qualität in den Handel gebracht werden. Eine Identitätsprüfung wie bei Ausgangsstoffen ist nicht erforderlich. Es muss aber geprüft werden, ob es galenisch möglich ist, den Wirkstoff einzuarbeiten. Viele Hersteller von Dermatika-Grundlagen führen Stabilitätsprüfungen durch und stellen den Apotheken diese Informationen zur Verfügung.

Auch von der Firma Dr. Wolff Arzneimittel gibt es Informationen zur Rezeptur Erythromycin in Linola® Creme, die für die Plausibilitätsprüfung herangezogen werden können.

Herstellungsdatum: 06.02.2020.

Menge: 30,0 g.

Abgabegefäß: Topitec® Kruke mit Dosierhülse.

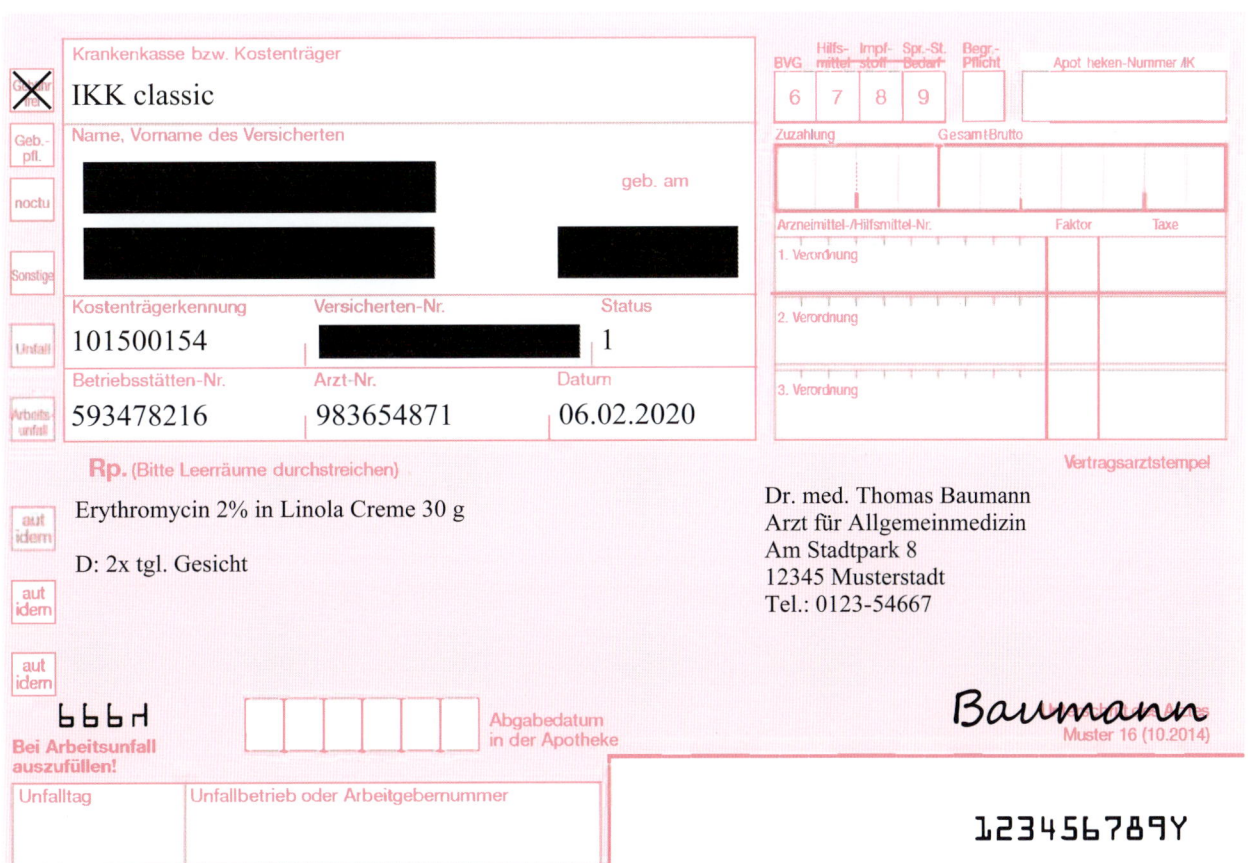

Indikation und Wirkweise

Erythromycin ist ein Makrolidantibiotikum. Es hemmt die bakterielle Proteinsynthese und wirkt bakteriostatisch. In Zubereitungen zur äußerlichen Anwendung wird es vor allem gegen Akne eingesetzt. Auf der Haut wirkt es antientzündlich und hemmt das Wachstum der Propionibakterien, die an der Akneentstehung beteiligt sind. Um eine Resistenzentwicklung zu vermeiden, sollte die Anwendungsdauer sechs Wochen nicht überschreiten. In Salben und Cremes wird es häufig mit Tretinoin oder Isotretinoin kombiniert. Eine weitere Indikation ist Rosacea; hier wäre auch eine Kombination mit Metronidazol möglich.

Linola® Creme ist eine Pflegecreme bei leichten Ekzemen und enthält 0,5 % ungesättigte Fettsäuren (C18:2). Weitere Bestandteile sind Carbomer 980, Decyloleat, Glycerolmonostearat, Macrogol-3-cetylstearylether, Phenoxyethanol, Stearinsäure, Trometamol, gebleichtes Wachs und gereinigtes Wasser.
In dieser O/W-Creme liegt Erythromycin überwiegend suspendiert vor.

Plausibilitätsprüfung

Die üblichen Konzentrationen von Erythromycin in Zubereitungen zur äußerlichen Anwendung liegen zwischen 0,5 und 4 %. Die vorliegende Rezeptur wurde von der Firma Dr. Wolff Arzneimittel auf Stabilität geprüft. Es empfiehlt sich allerdings den Wirkstoff mit einer Polysorbat-20-Lösung anzureiben. So lässt er sich leichter in die Creme einarbeiten.
Die Rezeptur wurde für eine junge Frau gegen ihre Akne verordnet. Die Dosierung „Zweimal täglich dünn auf die gereinigte Haut (Gesicht) auftragen" ist bei dieser Indikation üblich.

→ **Die Rezeptur ist plausibel und kann hergestellt werden.**

Herstellung von Arzneimitteln – Rezepturen

Dokumentation der Plausibilitätsprüfung

Kurzname Rezeptur: Erythromycin 2 % in Linola 30g

Applikationsart: dermal

Inhaltsstoffe	Rezeptierte Menge	Errechnete Wirkstoffkonzentration oder Einzeldosis ❶	pH-Bereich ❷
Erythromycin	0,6 g	2 %	7-10
Linola Creme	ad 30,0 g		7-8

Abgabegefäß: ☐ Kruke ☒ Spenderdose ☐ Braunglasflasche ☐ _____

Unbedenklichkeit — ggf. ergriffene Maßnahme
Sind alle Inhaltsstoffe unbedenklich? ☒ ja ☐ nein
(→ Tab. 1*)

Therapiekonzept — ggf. ergriffene Maßnahme
Ist die Applikationsart für alle Wirkstoffe bekannt bzw. plausibel? ☒ ja ☐ nein
(→ Tab. 2*)

❶ Liegen alle Wirkstoffkonzentrationen bzw. Einzeldosen innerhalb des jeweils üblichen Dosierungsbereichs? ☒ ja ☐ nein
(→ Tab. 2*)

Stabilität — ggf. ergriffene Maßnahme
❷ Sind alle Wirkstoffe im pH-Bereich der Grundlage/des Lösungsmittels rezeptierbar? ☒ ja ☐ nein — **Erythromycin liegt überwiegend suspendiert vor**
(Wirkstoffe → Tab. 2*, Grundlagen → Tab. 4*)

Sind alle Wirkstoffe stabil gegenüber sonstigen Einflüssen (z. B. Licht, Hydrolyse, Oxidation)? ☐ ja ☒ nein — **zügige Verarbeitung, Abgabegefäß Drehdosierkruke**
(→ Tab. 2*)

Bei Emulsionen: Ist sichergestellt, dass keiner der Wirkstoffe grenzflächenaktiv ist? ☒ ja ☐ nein
(→ Tab. 2*)

Bei festen Darreichungsformen: Ist sichergestellt, dass keiner der Wirkstoffe hygroskopisch ist? ☐ ja ☐ nein
(→ Tab. 2*)

Kompatibilität — ggf. ergriffene Maßnahme
Wurde die Kompatibilität aller Wirkstoffe mit der rezeptierten Grundlage in der rezeptierten Konzentration bereits nachgewiesen? ☒ ja ☐ nein, weitergehende Kompatibilitätsprüfung notwendig
(→ Tab. 3*)   **(Info Dr. Wolff Arzneimittel)**

Falls ja, können die übrigen Kompatibilitätsprüfungen entfallen, sofern keine weiteren Bestandteile in der Rezeptur enthalten sind.

---

* die Tabellenverweise beziehen sich auf: Ziegler A S. Plausibilitäts-Check Rezeptur. Deutscher Apotheker Verlag, Stuttgart. Alle für die Prüfung erforderlichen Werte und Angaben finden Sie dort übersichtlich zusammengestellt.

Kompatibilität (Fortsetzung)

Prüfung	Antwort	ggf. ergriffene Maßnahme
Ist sichergestellt, dass keine inkompatible Kombination von ionischen Wirk- und/oder Hilfsstoffen vorliegt? (→ Tab. 5*)	☒ ja ☐ nein	
Ist sichergestellt, dass keine inkompatible Kombination von Phenolen mit Macrogol- und/oder Cellulosederivaten vorliegt? (→ Tab. 6*)	☒ ja ☐ nein	
Ist sichergestellt, dass keine bekannten substanzspezifischen Inkompatibilitäten vorliegen? (→ Tab. 7*)	☒ ja ☐ nein	

Isotonisierung

Prüfung	Antwort	ggf. ergriffene Maßnahme
Bei wässrigen Parenteralia, Ophthalmika, Nasalia und Auricularia: Ist die Zubereitung isoton? (→ Tab. 8*)	☐ ja ☐ nein	

Konservierung

Prüfung	Antwort	ggf. ergriffene Maßnahme
Ist das Konservierungsmittel in der eingesetzten Konzentration zulässig und geeignet? (→ Tab. 9*)	☒ ja ☐ nein	
Ist das Konservierungsmittel im pH-Bereich der Zubereitung rezeptierbar? (Konservierungsmittel → Tab. 9*, Grundlagen → Tab. 4*)	☐ ja ☐ nein	
Wenn kein Konservierungsmittelzusatz vorgesehen ist: Ist die Rezeptur durch den Wirkstoff, die Grundlage oder sonstige Hilfsstoffe ausreichend konserviert, bzw. ist eine Konservierung aufgrund der Darreichungsform/Anwendungsdauer überflüssig? (Wirkstoffe → Tab. 2*, Grundlagen → Tab. 4*)	☒ ja ☐ nein	Linola Creme enthält Phenoxyethanol, zugefügte Wassermenge (Polysorbat-Lsg) gering, Konservierung ausreichend bis Ende der Aufbrauchfrist

Aufbrauchfrist

Festlegung der Aufbrauchfrist
In dem gewählten Abgabegefäß wird die Aufbrauchfrist der Zubereitung aufgrund
- ☒ konkreter Angaben einer anerkannten Rezepturmonographie
- ☐ standardisierter Richtwerte (→ Tab. 10*)
- ☐ individueller, rezepturspezifischer Erkenntnisse

festgelegt auf einen Zeitraum von _2 Monaten_

ggf. ergriffene Maßnahme: lt. Dr. Wolff Arzneimittel

Deckt die Aufbrauchfrist den voraussichtlichen Anwendungszeitraum ab?	☒ ja ☐ nein

Abschlussbewertung

Die vorliegende Rezeptur
- ☐ kann angefertigt werden
- ☒ kann unter Berücksichtigung der ergriffenen Maßnahmen angefertigt werden
- ☐ kann nach Rücksprache mit dem Arzt und Klärung kritischer Fragen angefertigt werden
- ☐ darf nicht angefertigt werden

Ergebnis der ggf. erfolgten Rücksprache mit dem Arzt:

23.05.2018 — Datum

M. Fröhlich — Prüfende(r) Apotheker(in)

* die Tabellenverweise beziehen sich auf: Ziegler A S. Plausibilitäts-Check Rezeptur. Deutscher Apotheker Verlag, Stuttgart. Alle für die Prüfung erforderlichen Werte und Angaben finden Sie dort übersichtlich zusammengestellt.

Herstellungsanweisung

30 g enthalten:

Erythromycin	0,6 g
10-prozentige Polysorbat-20-Lösung (Tween®-20-Lösung)	q.s.
Linola® Creme	zu 30,0 g

Vorbereitung des Arbeitsplatzes nach Hygieneplan, Desinfektion mit Isopropanol 70 %. Personenschutz: Handschuhe, Atemschutz.

Die Herstellung erfolgt manuell mit dem elektrischen Rührsystem Topitec®. Der Wirkstoff wird zuvor in einer Fantaschale angerieben. Die Einwaagen erfolgen nach dem 4-Augen-Prinzip.

- Erythromycin wird auf der Analysenwaage abgewogen (Wägeschälchen).
- In einer Fantaschale mit Pistill wird Erythromycin mit ca. der gleichen Menge einer 10-prozentigen wässrigen Polysorbat-20-Lösung (frisch hergestellt) angerieben (das Pulver muss vollständig benetzt sein).
- Ca. 10 g Linola® Creme werden dazugegeben und homogenisiert (zwischendurch abschaben).
  - Inprozesskontrolle: Der Ansatz muss weiß und homogen aussehen.
- In eine tarierte Topitec®-Kruke wird etwas Grundlage vorgelegt (der Boden der Kruke muss bedeckt sein). Dann wird der Ansatz überführt und mit Grundlage auf 30 g aufgefüllt (Sandwich-Verfahren).
- Die Kruke wird verschlossen und die Creme 5 Minuten bei 1000 U/Min. gerührt.
  - Inprozesskontrolle: Die Creme muss weiß und homogen aussehen und frei von Agglomeraten sein.
  - pH-Wert: 7–8; Messung mit dem pH-Meter.
- Eine Dosierhülse wird auf den Drehspindelfuß gesteckt, die Kruke verschlossen und etikettiert. Die rote Hülse dient dem Patienten als Füllstandskontrolle. Sie wird kurz vor der völligen Entleerung der Kruke sichtbar.

Herstellungsanweisung Rezepturarzneimittel
Einarbeitung von Wirkstoff/en in eine halbfeste Grundlage, im automatischen Rührsystem

Kurzname: HfRühr

Schritt 1
Hygienestandards einhalten

Arbeitsplatz/Geräte/Raum
- Arbeitsfläche der Rezeptur mind. 1 x täglich, sowie vor jeder Herstellung reinigen mit Isopropanol 70 %
- Geräte (Waagen, Rührsystem, etc.) und Raum regelmäßig reinigen und ggf. desinfizieren gemäß Hygieneplan
- produktberührende Geräte/-teile vor jedem Gebrauch desinfizieren mit Isopropanol 70 %

Personalhygiene
- vor jeder Herstellung Hände waschen und desinfizieren (hygienische Händedesinfektion)
- mind. saubere, geschlossene, langärmelige Rezepturkittel tragen, lange Haare zurückbinden (ggf. abdecken)
- Schmuck ablegen
- Handschuhe tragen

Im Besonderen
Personenschutz: Handschuhe, Atemmaske

Schritt 2
Plausibilität überprüfen

Bei erstmaliger Anforderung
Beurteilung der Plausibilität unter pharmazeutischen Gesichtspunkten durch einen Apotheker hinsichtlich
- Dosierung/Therapiekonzept
- Applikationsart
- Art, Menge und Kompatibilität der Ausgangsstoffe untereinander
- gleichbleibende Qualität der Ausgangsstoffe im fertigen Rezepturarzneimittel über den Haltbarkeitszeitraum
- Haltbarkeit des Rezepturarzneimittels

Dokumentation der Prüfung auf dem Formblatt „Plausibilitätsprüfung"

Bei wiederholter Anforderung
Bezugnahme auf bereits erfolgte Plausibilitätsprüfung

Dokumentation
Bestätigung des positiven Prüfergebnisses auf dem Herstellungsprotokoll

---

Schritt 3
Herstellung planen und vorbereiten

Herstellungsort: Rezeptur
Herstellungsanweisung gültig für Ansatzgrößen bis 100 g

Zeitplanung
Ungestörtes Arbeiten garantieren für den Zeitraum der Herstellung

Waagenauswahl
von 0,5 _____ g bis 2200 _____ g Waage Rezepturwaage _____ (d = 0,01 _____)
von 0,01 _____ g bis 120 _____ g Waage Analysenwaage _____ (d = 0,0001 _____)
bis 0,01 _____ g mit Stammverreibung/Stammlösung arbeiten
ggf. Einwaagekorrektur vornehmen

Ausgangsstoffe
geprüfte und freigegebene Stoffe bereitstellen

Herstellungsgeräte und Packmittel vorbereiten und effektiv angeordnet bereitstellen
- Vorbereitung Wirkstoff/e: Reibschale, Pistill, Siebsatz, Wägegläschen, Petrischale zum Abdecken, Spatelschlitten, Kartenblätter, Löffel/Spatel
- Verarbeitung: automatisches Rührsystem inkl. Zubehör, Löffel, Spatel, Spatelschlitten, Kartenblätter, Abgabegefäß als Mischgefäß, ggf. PC
- Abfüllung: Abgabegefäß

Arbeitsschutzmaßnahmen
Auswahl nach Gefährdungsbeurteilung, Dokumentation im Herstellungsprotokoll

Dokumentation
Herstellungsprotokoll vorbereiten und bereitstellen

Herstellung von Arzneimitteln – Rezepturen

Einarbeitung von Wirkstoff/en in eine halbfeste Grundlage, im automatischen Rührsystem

Schritt 4
Rezeptur herstellen

Die Herstellung herstellungsbegleitend auf dem Herstellungsprotokoll dokumentieren

Vorbereitung Feststoff/e
- bei Bedarf in Reibschale verreiben, ggf. sieben
- einwiegen, Wägegut staubgeschützt transportieren/bereitstellen

Verarbeitung
- Rührsystem und Zubehör vorbereiten entsprechend Geräteanweisung
- etwa die Hälfte der Grundlage direkt im Abgabegefäß vorlegen, abgewogene Wirkstoff/e darauf einwiegen, mit restlicher Grundlage auffüllen bis zum Erreichen der Endmasse (Sandwichprinzip)
- Mischgefäß verschließen und arretieren (ggf. nach Einbringen des Mischwerkzeugs)
- Rühreinstellungen (Dauer, Umdrehungsgeschwindigkeit, ggf. mehrstufig) vornehmen

Einstellung und Dokumentation der Parameter
- Festlegung von Drehzahl, Rührzeit und Intervallen (z.B. nach Angaben im Gerätehandbuch) und Dokumentation derselben im Herstellungsprotokoll
- ggf. Archivierung des elektronischen Geräteprotokolls

Schritt 5
Kontrollen durchführen

Die Prüfung herstellungsbegleitend auf dem Herstellungsprotokoll dokumentieren

Inprozesskontrolle

Wenn möglich ist eine Inprozesskontrolle durchzuführen, z.B.
- keine Feststoffagglomerate vorhanden
- Gefäß fest verschlossen
- Gesamteinwaage
- Drehzahl, Rührzeit, Intervalle
- homogene Zubereitung (ggf. Objektträgerausstrich)
- bei Suspensionssalben Grenzgrößenbestimmung mit Grindometer
- Farbe, Geruch
- physikalische Stabilität

- Abfüllmenge
- Funktionsfähigkeit Packmittel

Mindestkontrolle
- organoleptische Prüfung der Zubereitung durch Apotheker

Schritt 6
Zubereitung abfüllen

Zubereitung verbleibt im Mischgefäß, nach Prüfung sauber verschließen

Bei Spenderdose Boden möglichst weit hochdrücken

Schritt 7
Gefäß etikettieren

Mindestangaben: Name/Anschrift der herstellenden Apotheke, Inhalt nach Gewicht, Art der Anwendung, Gebrauchsanweisung, Wirkstoffe nach Art und Menge, sonstige Bestandteile nach Art, Herstellungsdatum, „Verwendbar bis" mit Datumsangabe, bei Verschreibung Name des Patienten, ggf. Haltbarkeit nach Anbruch, ggf. Vorsichtsmaßnahmen zu Aufbewahrung, Umgang und Entsorgung

Im Besonderen:

Hergestelltes Arzneimittel vor Abgabe an den Patienten/Kunden durch Apotheker freigeben lassen

Herstellungsanweisung gültig ab 23.05.2018

Unterschrift Apotheker _M. Fröhlich_

Datum, Stempel der Apotheke 23. 05. 2018

Sonnen-Apotheke
Inh. Max Fröhlich
Hauptstr. 33
12345 Musterstadt

Herstellungsprotokoll
für in der Apotheke hergestellte Rezeptur- oder Defekturarzneimittel

Herstellungsdatum	Kurzname Rezeptur/Defektur	Herstellende Person
06.02.2020	Erythromycin 2 % in Linola 30 g	M. Meier

Hier ggf. Rezeptkopie einkleben, dann Charge direkt auf Rezeptkopie eintragen

Dokumentation Defektur	Dokumentation Rezeptur	
Chargengröße	Name Patient/Kunde/Tierhalter	☒ Plausibilität und patientenindividuelle Eignung geprüft
	XXX XXX	Kurzname der Prüfungsdokumentation
Chargenbezeichnung	Ggf. Tierart	
		Plausibilitätsprüfung vom 23.05.2018
	Verschreibender Arzt/Zahnarzt/Tierarzt	
	Dr. Baumann	

Ausgangsstoffe	Soll-Einwaage	Chargen-/Prüfnummer	Ist-Einwaage	Namenszeichen
Erythromycin F = 1,052 0,6 g x F	0,6312 g	0420O-01362	0,6314 g	MM/AS
10 %ige Polysorbat-20-Lsg (frisch hergestellt)	q. s.	P20201217 Polysorbat 20	0,6024 g	MM/AS
Linola Creme	ad 30,0 g	905070	ad 30,02 g	MM/AS

Zugrunde liegende Herstellungsanweisung (HA)

- ☐ HA nach Darreichungsform
- ☐ NRF-Rezeptur
- ☐ ZRB-Rezeptur
- ☒ Apothekeneigene HA
- ☐ Andere HA

Kurzname, NRF-/ZRB-Nummer, Quelle
HfRühr

Arbeitsschutzmaßnahmen
- ☒ Handschuhe
- ☒ Atemschutzmaske
- ☐ Schutzbrille

Primärpackmittel
Drehdosierkruke mit Hülse

Herstellungsparameter/Anpassungen der Herstellungsanweisung

Bei Defekturherstellung zusätzlich Angabe der Gesamtausbeute nach Anzahl und/oder Menge, Verfall- oder Nachtestdatum, sowie Unterschrift der herstellenden Person

Erythromycin wird auf einem Wägeschälchen abgewogen (Analysenwaage) und in einer Fantaschale mit Polysorbat-Lsg angerieben. Ca. 10 g Linola werden in zwei Anteilen hinzugefügt und homogenisiert (mehrmals abschaben).
In eine tarierte Drehdosierkruke wird etwas Linola gegeben, dann wird der Ansatz überführt und mit Linola auf 30 g aufgefüllt (Sandwich-Verfahren).
Die Creme wird im Topitec homogenisiert (5 Min., 1000 U/Min.).

Herstellung der Polysorbat-Lösung:
In einem kleinen Becherglas werden 0,2 g Polysorbat-20 eingewogen und mit ger. Wasser auf 2,0 g aufgefüllt und gemischt.
Ist-Einwaage: Polysorbat-20   0,2005 g
              ger. Wasser ad 2,0012 g   MM/AS

Art der Inprozesskontrolle und/oder der organoleptischen Prüfung	Sollwert	Ergebnis
Ansatz muss weiß und homogen aussehen		entspricht
Creme muss weiß und homogen aussehen und frei von Agglomeraten sein		entspricht
pH-Wert	7-8	7,5

Freigabe durch Apotheker/in

- ☒ Hergestelltes Arzneimittel entspricht dem angeforderten Rezepturarzneimittel bzw. der Herstellungsanweisung
- ☒ Qualität durch Herstellungsverfahren und organoleptische Prüfung gewährleistet (nur bei Rezeptur möglich)
- ☐ Qualität geprüft und freigegeben: siehe Prüfprotokoll _____

Datum/Unterschrift Apotheker/in

06.02.2020

M. Fröhlich

Etikett

Frau XXX XXX	**Erythromycin 2 % in Linola® Creme**
	Erythromycin 0,6 g
2-mal tgl. dünn auf die gereinigte Haut (Gesicht) auftragen	Polysorbat-20-Lösung 10 % 0,6 g
	Linola® Creme zu 30,0 g
Hergestellt am: 06.02.2020	
Verwendbar bis: 06.04.2020	
Für Kinder unzugänglich aufbewahren!	Inhalt: 30 g
Lagerung nicht über 25 °C	Linola® Creme enthält: 0,5 % ungesättigte Fettsäuren (C18:2), Carbomer 980, Decyloleat, Glycerolmonostearat, Macrogol-3-cetylstearylether, Phenoxyethanol, Stearinsäure, Trometamol, gebleichtes Wachs, gereinigtes Wasser
Sonnen-Apotheke Inh. Max Fröhlich	
Hauptstr. 33, 12345 Musterstadt	
Tel.: 0123/4567	

Taxation

Substanzen und Gefäße werden mit EK + 90 % berechnet. Die Einkaufspreise werden der Hilfstaxe für Apotheken oder der Lauer-Taxe entnommen. Bei der Linola® Creme wird die ganze Packung berechnet (50 g).

Der Arbeitspreis beträgt 6,00 Euro (Anfertigung einer Salbe bis 200 g).

Erythromycin	0,70 Euro
Linola® Creme	9,58 Euro
Drehdosierkruke 30 g	1,48 Euro
Arbeitspreis	6,00 Euro
Festzuschlag	8,35 Euro
	26,11 Euro
19 % Mwst.	4,96 Euro
	31,07 Euro

Abbildungen:
Rezept Erythromycin 2% in Linola Creme 30 g
Dokumentation der Plausibilitätsprüfung: Deutscher Apotheker Verlag, Stuttgart
Herstellungsanweisung Rezepturarzneimittel–Einarbeitung von Wirkstoff/en in eine halbfeste Grundlage, im automatischen Rührsystem: Deutscher Apotheker Verlag, Stuttgart
Herstellungsprotokoll: Deutscher Apotheker Verlag, Stuttgart

Clotrimazol 1 % in Basis Cordes® RK mit Betamethasonvalerat 0,122 %

Bei dieser Rezeptur werden Rezepturkonzentrate (Cordes® RK) der Firma Ichthyol-Gesellschaft Hamburg verwendet.

Bei Rezepturkonzentraten bzw. Stammzubereitungen handelt es sich um Vormischungen eines Wirkstoffs in einer geeigneten Grundlage. Dies können flüssige, halbfeste und feste, pulverförmige Zubereitungen sein. Meist handelt es sich um Wirkstoffe, die ein Gefahrenpotential besitzen oder sehr niedrig dosiert werden. Vorteile sind die einfachere Herstellung (z. B. beim Abwiegen sonst sehr kleiner Mengen), eine bessere Dosiergenauigkeit und Homogenität und ein besserer Personenschutz (z. B. Vermeidung von Stäuben, wenn der Wirkstoff bereits in einer Salbengrundlage vorliegt).

Verwendete Rezepturkonzentrate – wie in diesem Beispiel von der Firma Ichthyol-Gesellschaft Hamburg – müssen ein Prüfzertifikat besitzen und in der Apotheke auf Identität geprüft werden.

Herstellungsdatum: 15.01.2020.

Menge: 50,0 g.

Abgabegefäß: Aluminiumtube.

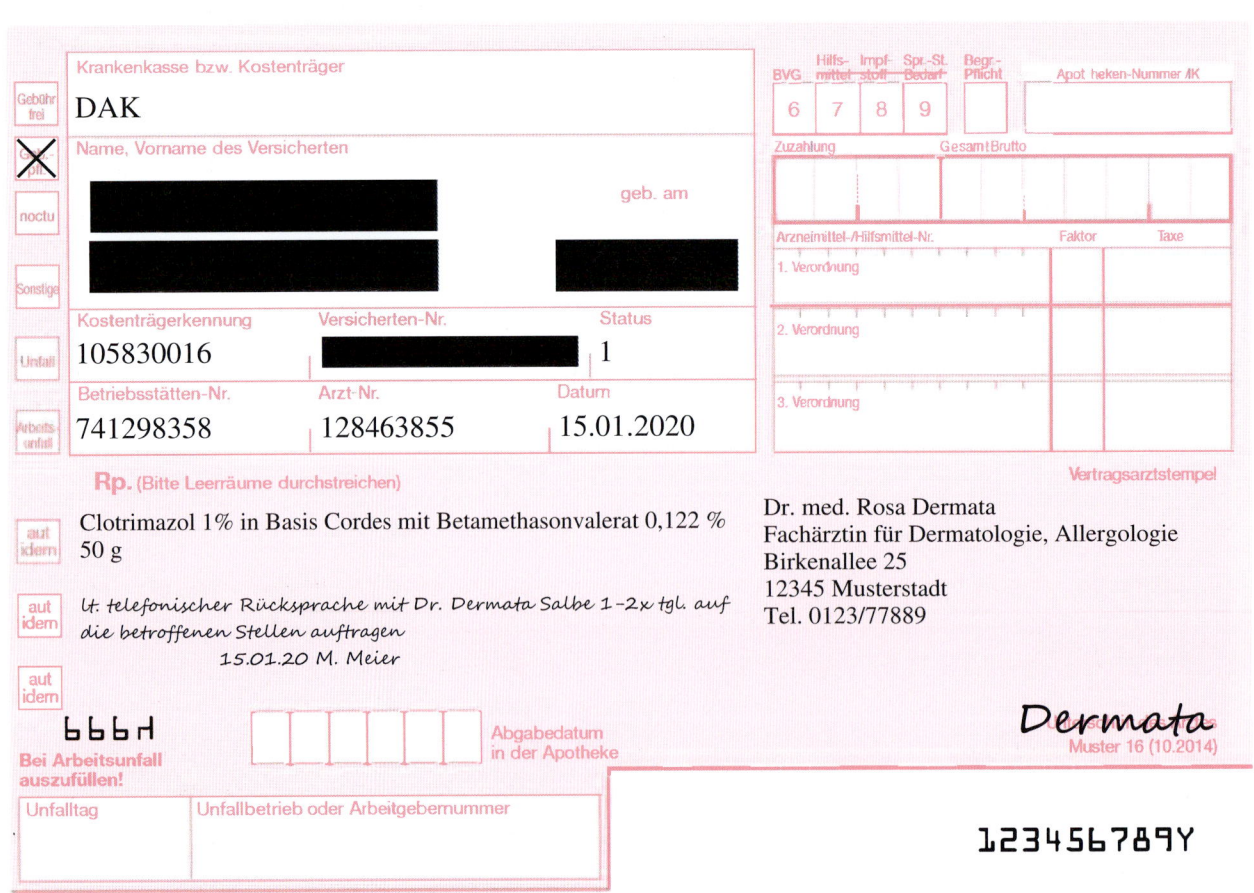

Indikation und Wirkweise

Clotrimazol ist ein Breitspektrumantimykotikum und wird nur topisch eingesetzt. Es hemmt die Synthese von Ergosterol, einem Bestandteil der Zellmembran von Pilzen. Clotrimazol wirkt fungistatisch und in höheren Konzentrationen fungizid auf Hefen, Dermatophyten und Schimmelpilze. Außerdem hemmt es das Wachstum einiger grampositiver Bakterien. Indikationsgebiete sind Mykosen der Haut und Vaginalschleimhaut.
Zusammensetzung Clotrimazol 10 % Cordes® RK 100 g enthalten 10 g Clotrimazol, weißes Vaselin, mittelkettige Triglyceride, Cetylalkohol, Glycerolmonostearat 40–55, Macrogol-20-glycerolmonostearat, Propylenglykol, gereinigtes Wasser (14 %).

Betamethasonvalerat ist ein stark wirksames Glucocorticoid. Es wirkt antiphlogistisch, juckreizlindernd, antiallergisch und immunsuppressiv. In topischen Zubereitungen wird es vor allem bei entzündlichen Hauterkrankungen, die mit Rötung, Juckreiz, Schuppung und Bläschen einhergehen, eingesetzt. Zur Anwendung auf der Haut.
0,122 % Betamethasonvalerat entspricht 0,1% Betamethason.
Zusammensetzung Betamethason-V 1,22 % Cordes® RK 100 g enthalten 1,22 g Betamethasonvalerat, wasserfreie Citronensäure, weißes Vaselin, mittelkettige Triglyceride, Cetylalkohol, Glycerolmonostearat 40–55, Macrogol-20-glycerolmonostearat, Propylenglykol, gereinigtes Wasser (14 %).

Basis Cordes® RK ist eine ambiphile Rezepturgrundlage, aus der je nach Zusatz weiterer Hilfsstoffe Cremes, Lotionen und Pasten hergestellt werden können. Die Grundlage enthält nichtionische Emulgatoren und ist daher mit vielen Wirkstoffen kompatibel. Bei einem Wasserzusatz bis 30 % schützt das enthaltene Propylenglykol vor mikrobieller Kontamination. In der vorliegenden Rezeptur entsteht nach Einarbeiten von 30 g Wasser eine hydrophile Creme (O/W-Emulsion).
Zusammensetzung Basis Cordes® RK: weißes Vaselin, gereinigtes Wasser (14 %), Propylenglycol, mittelkettige Triglyceride, Macrogol-20-glycerolmonostearat, Cetylalkohol, Glycerolmonostearat 40–55.

Die Kombination von Clotrimazol und Betamethasonvalerat wird bei entzündlichen oder ekzematösen Pilzerkrankungen über wenige Tage bis maximal vier Wochen eingesetzt. Hat sich die Entzündung nach wenigen Tagen gebessert, ist auch eine Weiterbehandlung mit einer Clotrimazolsalbe ohne Cortison möglich.

Plausibilitätsprüfung

Es handelt sich bei dieser Rezeptur um eine standardisierte und geprüfte Rezepturformel der zentralen Rezepturbibliothek (ZRB). Die Wirkstoffe liegen in therapeutisch üblichen Konzentrationen vor und die Applikationsart ist plausibel. Die Zusammensetzungen der Grundlage der Wirkstoffkonzentrate und der Salbengrundlage sind gleich. Die galenische Kompatibilität der Wirk- und Hilfsstoffe und eine ausreichende Stabilität sind gewährleistet.
Die Rezeptur wurde für eine 30-jährige Kundin verordnet, die ein gerötetes, juckendes Ekzem am Arm hat. Die Dosierung „1–2-mal täglich dünn auf die betroffenen Stellen auftragen" ist bei dieser Indikation üblich.
→ **Die Rezeptur ist plausibel und kann hergestellt werden.**

Dokumentation der Plausibilitätsprüfung

Kurzname Rezeptur: Clotrimazol 1 %, Betamethasonvalerat 0,122 %, Basis Cordes RK

Applikationsart: dermal

Inhaltsstoffe	Rezeptierte Menge	Errechnete Wirkstoffkonzentration oder Einzeldosis ❶	pH-Bereich ❷
Clotrimazol	0,5 g	1 %	3,5-10
Betamethasonvalerat	0,061 g	0,122 %	2-5
Basis Cordes RK			ca. 5 (mit Wasser 1:1)
gereinigtes Wasser			

Abgabegefäß: ☐ Kruke ☐ Spenderdose ☐ Braunglasflasche ☒ Tube

Unbedenklichkeit			ggf. ergriffene Maßnahme
Sind alle Inhaltsstoffe unbedenklich? (→ Tab. 1*)	☒ ja	☐ nein	
Therapiekonzept			ggf. ergriffene Maßnahme
Ist die Applikationsart für alle Wirkstoffe bekannt bzw. plausibel? (→ Tab. 2*)	☒ ja	☐ nein	
❶ Liegen alle Wirkstoffkonzentrationen bzw. Einzeldosen innerhalb des jeweils üblichen Dosierungsbereichs? (→ Tab. 2*)	☒ ja	☐ nein	
Stabilität			ggf. ergriffene Maßnahme
❷ Sind alle Wirkstoffe im pH-Bereich der Grundlage/des Lösungsmittels rezeptierbar? (Wirkstoffe → Tab. 2*, Grundlagen → Tab. 4*)	☒ ja	☐ nein	
Sind alle Wirkstoffe stabil gegenüber sonstigen Einflüssen (z.B. Licht, Hydrolyse, Oxidation)? (→ Tab. 2*)	☐ ja	☒ nein	Abgabegefäß Tube, Aufbrauchfrist 3 Monate
Bei Emulsionen: Ist sichergestellt, dass keiner der Wirkstoffe grenzflächenaktiv ist? (→ Tab. 2*)	☒ ja	☐ nein	
Bei festen Darreichungsformen: Ist sichergestellt, dass keiner der Wirkstoffe hygroskopisch ist? (→ Tab. 2*)	☐ ja	☐ nein	
Kompatibilität			ggf. ergriffene Maßnahme
Wurde die Kompatibilität aller Wirkstoffe mit der rezeptierten Grundlage in der rezeptierten Konzentration bereits nachgewiesen? (→ Tab. 3*) Falls ja, können die übrigen Kompatibilitätsprüfungen entfallen, sofern keine weiteren Bestandteile in der Rezeptur enthalten sind.	☒ ja	☐ nein, weitergehende Kompatibilitätsprüfung notwendig	

* die Tabellenverweise beziehen sich auf: Ziegler A S. Plausibilitäts-Check Rezeptur. Deutscher Apotheker Verlag, Stuttgart. Alle für die Prüfung erforderlichen Werte und Angaben finden Sie dort übersichtlich zusammengestellt.

Kompatibilität (Fortsetzung)		ggf. ergriffene Maßnahme
Ist sichergestellt, dass keine inkompatible Kombination von ionischen Wirk- und/oder Hilfsstoffen vorliegt? (→ Tab. 5*)	☒ ja ☐ nein	
Ist sichergestellt, dass keine inkompatible Kombination von Phenolen mit Macrogol- und/oder Cellulose-derivaten vorliegt? (→ Tab. 6*)	☒ ja ☐ nein	
Ist sichergestellt, dass keine bekannten substanz-spezifischen Inkompatibilitäten vorliegen? (→ Tab. 7*)	☒ ja ☐ nein	

Isotonisierung		ggf. ergriffene Maßnahme
Bei wässrigen Parenteralia, Ophthalmika, Nasalia und Auricularia: Ist die Zubereitung isoton? (→ Tab. 8*)	☐ ja ☐ nein	

Konservierung		ggf. ergriffene Maßnahme
Ist das Konservierungsmittel in der eingesetzten Konzentration zulässig und geeignet? (→ Tab. 9*)	☐ ja ☐ nein	
Ist das Konservierungsmittel im pH-Bereich der Zubereitung rezeptierbar? (Konservierungsmittel → Tab. 9*, Grundlagen → Tab. 4*)	☐ ja ☐ nein	
Wenn kein Konservierungsmittelzusatz vorgesehen ist: Ist die Rezeptur durch den Wirkstoff, die Grundlage oder sonstige Hilfsstoffe ausreichend konserviert, bzw. ist eine Konservierung aufgrund der Darreichungsform/Anwendungsdauer überflüssig? (Wirkstoffe → Tab. 2*, Grundlagen → Tab. 4*)	☒ ja ☐ nein	enthaltenes Propylenglykol ist antimikrobiell

Aufbrauchfrist		ggf. ergriffene Maßnahme

Festlegung der Aufbrauchfrist
In dem gewählten Abgabegefäß wird die Aufbrauchfrist der Zubereitung aufgrund
☒ konkreter Angaben einer anerkannten Rezepturmonographie
☐ standardisierter Richtwerte (→ Tab. 10*)
☐ individueller, rezepturspezifischer Erkenntnisse

festgelegt auf einen Zeitraum von 3 Monaten

| Deckt die Aufbrauchfrist den voraussichtlichen Anwendungszeitraum ab? | ☒ ja ☐ nein | |

Abschlussbewertung

Die vorliegende Rezeptur
☐ kann angefertigt werden
☒ kann unter Berücksichtigung der ergriffenen Maßnahmen angefertigt werden
☐ kann nach Rücksprache mit dem Arzt und Klärung kritischer Fragen angefertigt werden
☐ darf nicht angefertigt werden

Ergebnis der ggf. erfolgten Rücksprache mit dem Arzt:

15.01.2020 — Datum

M. Fröhlich — Prüfende(r) Apotheker(in)

* die Tabellenverweise beziehen sich auf: Ziegler A S. Plausibilitäts-Check Rezeptur. Deutscher Apotheker Verlag, Stuttgart. Alle für die Prüfung erforderlichen Werte und Angaben finden Sie dort übersichtlich zusammengestellt.

Herstellungsanweisung

50 g enthalten:

Clotrimazol 10 % Cordes® RK	5,0 g
Betamethason-V 1,22 % Cordes® RK	5,0 g
Gereinigtes Wasser	15,0 g
Basis Cordes® RK	zu 50,0 g

Vorbereitung des Arbeitsplatzes nach Hygieneplan, Desinfektion mit Isopropanol 70 %. Personenschutz: Handschuhe.

Die Herstellung erfolgt manuell mit Fantaschale und Pistill. Die Einwaagen werden kontrolliert (4-Augen-Prinzip).

- In eine mit Pistill tarierte Fantaschale werden Clotrimazol 10 % Cordes® RK und Betamethason-V 1,22 % Cordes® RK eingewogen und unter häufigem Abschaben homogenisiert.
  - Inprozesskontrolle: Der Ansatz muss weiß und homogen aussehen.
- Anschließend wird Basis Cordes® RK portionsweise zugesetzt und nach jeder Zugabe unter häufigem Abschaben homogenisiert.
- Als letztes wird das gereinigte Wasser portionsweise eingearbeitet.
  - Inprozesskontrolle: Der Ansatz muss weiß und homogen aussehen und frei von Agglomeraten sein.

Die fertige Creme wird sofort in eine Aluminiumtube abgefüllt.

Herstellung von Arzneimitteln – Rezepturen   33

Herstellungsanweisung Rezepturarzneimittel
Mischung von halbfesten Zubereitungen in Fantaschale

Kurzname: **HfMischHand**

Schritt 1
Hygienestandards einhalten

Arbeitsplatz/Geräte/Raum
- Arbeitsfläche der Rezeptur mind. 1 x täglich, sowie vor jeder Herstellung reinigen mit _Isopropanol 70 %_
- Geräte (Waagen etc.) und Raum regelmäßig reinigen und ggf. desinfizieren gemäß Hygieneplan
- produktberührende Geräte/-teile vor jedem Gebrauch desinfizieren mit _Isopropanol 70 %_

Personalhygiene
- vor jeder Herstellung Hände waschen und desinfizieren (hygienische Händedesinfektion)
- mind. sauberen, geschlossenen, langärmeligen Rezepturkittel tragen, lange Haare zurückbinden (ggf. abdecken)
- Schmuck ablegen
- Handschuhe tragen

Im Besonderen
Personenschutz: je nach Gefährdungspotential der verwendeten Substanzen zusätzlich Mundschutz und/oder Atemmaske (Farbkonzept BAK)

Schritt 2
Plausibilität überprüfen

Bei erstmaliger Anforderung
Beurteilung der Plausibilität unter pharmazeutischen Gesichtspunkten durch einen Apotheker hinsichtlich
- Dosierung/Therapiekonzept
- Applikationsart
- Art, Menge und Kompatibilität der Ausgangsstoffe untereinander
- gleichbleibende Qualität der Ausgangsstoffe im fertigen Rezepturarzneimittel über den Haltbarkeitszeitraum
- Haltbarkeit des Rezepturarzneimittels

Dokumentation der Prüfung auf dem Formblatt „Plausibilitätsprüfung"

Bei wiederholter Anforderung
Bezugnahme auf bereits erfolgte Plausibilitätsprüfung

Dokumentation
Bestätigung des positiven Prüfergebnisses auf dem Herstellungsprotokoll

Schritt 3
Herstellung planen und vorbereiten

Herstellungsort: Rezeptur
Herstellungsanweisung gültig für Ansatzgrößen bis _100 g_

Zeitplanung
Ungestörtes Arbeiten garantieren für den Zeitraum der Herstellung

Waagenauswahl
von _0,5_ g bis _2200_ g Waage (d = _0,01_)
von _0,01_ g bis _120_ g Waage (d = _0,0001_)
bis _0,01_ g mit Stammverreibung/Stammlösung arbeiten
ggf. Einwaagekorrektur vornehmen

Ausgangsstoffe
geprüfte und freigegebene Stoffe bereitstellen

Herstellungsgeräte und Packmittel vorbereiten und effektiv angeordnet bereitstellen
- Verarbeitung: Fantaschale, Pistill, Löffel, Spatel, Spatelschlitten, Kartenblätter
- Abfüllung: Abgabegefäß, ggf. Tubenfüllgerät, ggf. PC

Arbeitsschutzmaßnahmen
Auswahl nach Gefährdungsbeurteilung, Dokumentation im Herstellungsprotokoll

Dokumentation
Herstellungsprotokoll vorbereiten und bereitstellen

Rezeptur-Dokumentation nach ApBetrO   Grundwerk 2019

Mischung von halbfesten Zubereitungen in Fantaschale

Schritt 4
Rezeptur herstellen

Die Herstellung herstellungsbegleitend auf dem Herstellungsprotokoll dokumentieren

Verarbeitung
- In geringerer Menge enthaltene Grundlage bzw. halbfestes Fertigarzneimittel vorlegen und im Verhältnis 1:1 schrittweise die einzuarbeitende Grundlage bzw. das halbfeste Fertigarzneimittel zugeben und homogen verreiben, jeweils unter häufigem Abkratzen mit dem Kartenblatt, bis Endmasse erreicht ist

Schritt 5
Kontrollen durchführen

Die Prüfung herstellungsbegleitend auf dem Herstellungsprotokoll dokumentieren

Inprozesskontrolle

Wenn möglich ist eine Inprozesskontrolle durchzuführen, z. B.
- homogene Zubereitung (ggf. Objektträgerausstrich)
- Farbe, Geruch, Beschaffenheit
- physikalische Stabilität

- Abfüllmenge
- Funktionsfähigkeit Packmittel

Mindestkontrolle
- organoleptische Prüfung der Zubereitung durch Apotheker

Schritt 6
Zubereitung abfüllen

Zubereitung in Spenderdose, Tube oder Kruke sauber abfüllen und verschließen, ggf. Applikationshilfe (Spatel) beifügen

Bei Spenderdose Boden möglichst weit hochdrücken

Schritt 7
Gefäß etikettieren

Mindestangaben: Name/Anschrift der herstellenden Apotheke, Inhalt nach Gewicht oder Volumen, Art der Anwendung, Gebrauchsanweisung, Wirkstoffe nach Art und Menge, sonstige Bestandteile nach Art, Herstellungsdatum, „Verwendbar bis" mit Datumsangabe, bei Verschreibung Name des Patienten, ggf. Haltbarkeit nach Anbruch, ggf. Vorsichtsmaßnahmen zu Aufbewahrung, Umgang und Entsorgung

Im Besonderen:

Hergestelltes Arzneimittel vor Abgabe an den Patienten/Kunden durch Apotheker freigeben lassen

Herstellungsanweisung gültig ab _15.01.2020_

Unterschrift Apotheker _M. Fröhlich_

Datum, Stempel der Apotheke _15.01.2020_

Sonnen-Apotheke
Inh. Max Fröhlich
Hauptstr. 33
12345 Musterstadt

Herstellungsprotokoll
für in der Apotheke hergestellte Rezeptur- oder Defekturarzneimittel

Herstellungsdatum	Kurzname Rezeptur/Defektur	Herstellende Person
15.01.2020	Clotrimazol 1 %, Betamethasonvalerat 0,122 %, Basis Cordes RK	M. Meier

Hier ggf. Rezeptkopie einkleben, dann Charge direkt auf Rezeptkopie eintragen

Dokumentation Defektur	Dokumentation Rezeptur	
Chargengröße	Name Patient/Kunde/Tierhalter XXX XXX	[X] Plausibilität und patientenindividuelle Eignung geprüft
Chargenbezeichnung	Ggf. Tierart	Kurzname der Prüfungsdokumentation Plausibilitätsprüfung vom 15.01.2020
	Verschreibender Arzt/Zahnarzt/Tierarzt Dr. Rosa Dermata	

Ausgangsstoffe	Soll-Einwaage	Chargen-/Prüfnummer	Ist-Einwaage	Namenszeichen
Clotrimazol 10 % Cordes RK	5,0 g	236700	5,00 g	MM/AS
Betamethason-V 1,22 % Cordes RK	5,0 g	459832	5,00 g	MM/AS
gereinigtes Wasser	15,0 g	150120	15,02 g	MM/AS
Basis Cordes RK	25,0 g	026725	25,01 g	MM/AS

Zugrunde liegende Herstellungsanweisung (HA)

- [ ] HA nach Darreichungsform
- [ ] NRF-Rezeptur
- [X] ZRB-Rezeptur
- [ ] Apothekeneigene HA
- [ ] Andere HA

Kurzname, NRF-/ZRB-Nummer, Quelle
ZRB D01-K06

Herstellungsparameter/Anpassungen der Herstellungsanweisung

Bei Defekturherstellung zusätzlich Angabe der Gesamtausbeute nach Anzahl und/oder Menge, Verfall- oder Nachtestdatum, sowie Unterschrift der herstellenden Person

In eine mit Pistill tarierte Fantaschale werden Clotrimazol 10 % Cordes RK und Betamethason-V 1,22 % Cordes RK eingewogen und unter häufigem Abschaben homogenisiert.
Basis Cordes RK wird portionsweise zugefügt und nach jeder Zugabe unter häufigem Abschaben homogenisiert.
Gereinigtes Wasser wird portionsweise eingearbeitet.
Die Salbe wird in eine Tube gefüllt und etikettiert.

Arbeitsschutzmaßnahmen

- [X] Handschuhe
- [ ] Atemschutzmaske
- [ ] Schutzbrille

Primärpackmittel

Tube

Art der Inprozesskontrolle und/oder der organoleptischen Prüfung	Sollwert	Ergebnis
weiße homogene Creme ohne Agglomerate		entspricht
Einwaagen 4-Augen-Prinzip		

Freigabe durch Apotheker/in

- [X] Hergestelltes Arzneimittel entspricht dem angeforderten Rezepturarzneimittel bzw. der Herstellungsanweisung
- [X] Qualität durch Herstellungsverfahren und organoleptische Prüfung gewährleistet (nur bei Rezeptur möglich)
- [ ] Qualität geprüft und freigegeben: siehe Prüfprotokoll _____

Datum/Unterschrift Apotheker/in

15.01.2020

M. Fröhlich

Etikett

Frau XXX XXX	**Clotrimazol 1 % in Basis Cordes® RK mit Betamethasonvalerat 0,122 % Creme**
1–2-mal täglich dünn auf die betroffenen Stellen auftragen	Clotrimazol 0,50 g
Hergestellt am: 15.01.2020	Betamethasonvalerat 0,061 g
Verwendbar bis: 15.07.2020	gereinigtes Wasser 15,0 g
Für Kinder unzugänglich aufbewahren!	Basis Cordes RK zu 50,0 g
Lagerung nicht über 25 °C	Inhalt: 50 g
	Basis Cordes RK enthält: weißes Vaselin, gereinigtes Wasser, Propylenglycol, mittelkettige Triglyceride, Macrogol-20-glycerolmonostearat, Cetylalkohol, Glycerolmonostearat 40–55
Sonnen-Apotheke Inh. Max Fröhlich	
Hauptstr. 33, 12345 Musterstadt	
Tel.: 0123/4567	

Taxation

Substanzen und Gefäße werden mit EK + 90 % berechnet. Die Einkaufspreise werden der Hilfstaxe für Apotheken oder der Lauer-Taxe entnommen.
Der Arbeitspreis beträgt 6,00 Euro (Anfertigung einer Salbe bis 200 g).

Clotrimazol	0,44 Euro
Betamethasonvalerat	1,67 Euro
gereinigtes Wasser	0,02 Euro
Qualitätszuschlag Wasser	1,46 Euro
Basis Cordes RK	4,56 Euro
Aluminiumtube 60 ml	0,86 Euro
Arbeitspreis	6,00 Euro
Festzuschlag	8,35 Euro
	23,36 Euro
19 % Mwst.	4,44 Euro
	27,80 Euro

Abbildungen:
Rezept Clotrimazol 1% in Basis Cordes mit Betamethasonvalerat 0,122%, 50 g
Dokumentation der Plausibilitätsprüfung: Deutscher Apotheker Verlag, Stuttgart
Herstellungsanweisung Rezepturarzneimittel–Mischung von halbfesten Zubereitungen in Fantaschale: Deutscher Apotheker Verlag, Stuttgart
Herstellungsprotokoll: Deutscher Apotheker Verlag, Stuttgart

Hydrocortisonacetat-Suspension 0,5 % mit Lidocainhydrochlorid und Dexpanthenol (NRF 7.14.)

Herstellungsdatum: 27.01.2020.

Menge: 500,0 g.

Abgabegefäß: aponorm® Medizinflasche 500 ml.

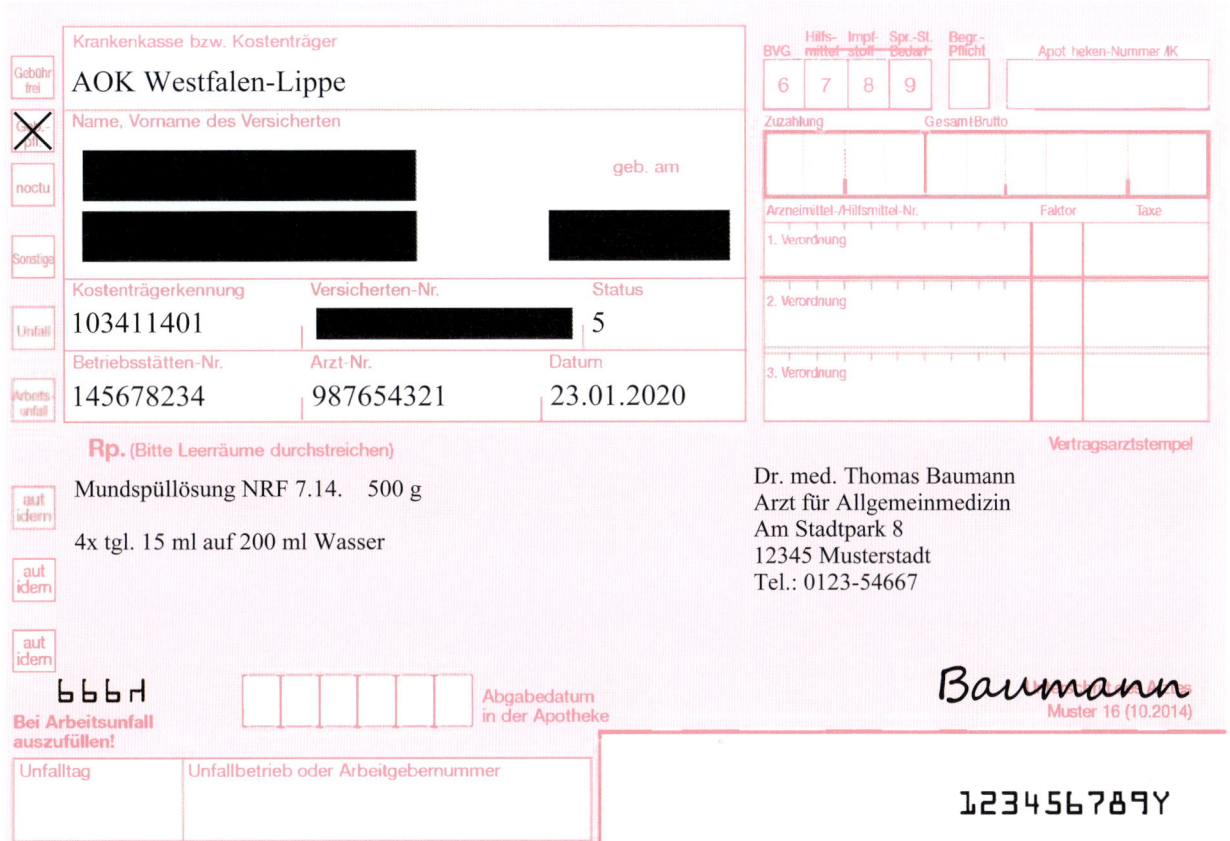

Indikation und Wirkweise

Die Suspension wirkt antiphlogistisch und lokalanästhesierend und wird zur Mundspülung bei Mundschleimhautentzündungen eingesetzt. Sie wird vor der Anwendung mit Wasser verdünnt. Häufig verordnen Ärzte diese Zubereitung für Tumorpatienten, die aufgrund einer Chemotherapie oder Bestrahlung unter schmerzhaften Entzündungen der Mund- und Rachenschleimhaut leiden.

Hydrocortisonacetat ist ein schwach wirksames Glucocorticoid. Es wirkt entzündungshemmend, juckreizlindernd und immunsuppressiv. Verwendung findet es häufig in Zubereitungen zur äußerlichen Anwendung in einer Konzentration von 0,25–1 %. Indikationen sind Entzündungen der Haut und Schleimhaut, Ekzeme, Neurodermitis, allergische Hautreaktionen oder Sonnenbrand.

Lidocainhydrochlorid ist ein Lokalanästhetikum. Es wird unter anderem in Lösungen und Gelen bei schmerzhaften Läsionen (z. B. Aphthen) der Mundschleimhaut und bei Zahnungsbeschwerden des Säuglings eingesetzt. Weiterhin ist es wegen seiner lokal betäubenden Wirkung zur Schmerzlinderung in Halstabletten enthalten.

Dexpanthenol wird zur Förderung der Wundheilung der Haut und Mundschleimhaut eingesetzt. Es ist sowohl in Wund- und Heilsalben enthalten als auch in Lutschtabletten oder Lösungen zur Anwendung im Mund.

Natriummonohydrogenphosphat-Dodecahydrat dient als Puffer zur pH-Einstellung.

Macrogol-40-glycerolhydroxystearat (Cremophor RH 40) ist als Lösungsvermittler für Pfefferminzöl in der Zubereitung enthalten.

Propylenglykol ist gut mit Wasser mischbar und antimikrobiell wirksam. Eine zusätzliche Konservierung ist bei dieser Suspension nicht erforderlich.

Pfefferminzöl verbessert den Geschmack der Suspension.

Plausibilitätsprüfung

Es handelt sich bei dieser Rezeptur um eine NRF-Rezeptur. Die Zusammensetzung der Rezeptur ist plausibel, die Kompatibilität und Stabilität der Wirkstoffe ist gewährleistet.
Die Rezeptur wurde für einen Erwachsenen verordnet, der aufgrund einer Chemotherapie unter Mundschleimhautläsionen leidet. Laut NRF ist die Standarddosierung eine zwei- bis dreimal tägliche Anwendung. Die Dosierung „viermal täglich" wurde durch Rücksprache mit dem Arzt bestätigt.

→ **Die Rezeptur ist plausibel und kann hergestellt werden.**

Herstellungsanweisung

Siehe auch NRF 7.14.

500 g enthalten:

Hydrocortisonacetat	2,5 g
Lidocainhydrochlorid (Monohydrat)	5,0 g
Dexpanthenol	25,0 g
Natriummonohydrogenphosphat-Dodecahydrat	0,25 g
Macrogol-40-glycerolhydroxystearat	1,0 g
Propylenglycol	200,0 g
Pfefferminzöl	0,75 g
gereinigtes Wasser	zu 500,0 g

Vorbereitung des Arbeitsplatzes nach Hygieneplan, Desinfektion mit Isopropanol 70 %.
Personenschutz: Handschuhe, Mundschutz, Schutzbrille.

- Hydrocortisonacetat wird in einem tarierten Becherglas mit Glasstab in Propylenglykol unter starkem Erwärmen gelöst.
    - Inprozesskontrolle: Bei ca. 90 °C muss die Lösung klar sein. Beim Abkühlen setzt sich ein feindisperser Niederschlag ab.
- In einem zweiten tarierten Becherglas mit Glasstab werden Macrogol-40-glycerolhydroxystearat und Pfefferminzöl gemischt.
    - Inprozesskontrolle: Die Lösung muss klar und farblos aussehen.
- Zum zweiten Ansatz wird das gereinigte Wasser gegeben und dann werden Dexpanthenol und Lidocainhydrochlorid hinzugefügt.
    - Inprozesskontrolle: Die Lösung darf leicht opaleszent sein. Auf der Oberfläche dürfen Flüssigkeitstropfen erkennbar sein.
- Die beiden Ansätze werden gemischt.
    - Inprozesskontrolle: Die Suspension muss milchig-trüb aussehen und nach Pfefferminze riechen. Der pH-Wert muss zwischen 6,0 und 6,5 liegen.
- Ist der pH-Wert unter 6,0 wird Natriummonohydrogenphosphat-Dodecahydrat hinzugefügt.

Die Suspension wird sofort in die Medizinflasche abgefüllt. Ein Dosierbecher wird beigefügt.

	Mund- und Rachentherapeutika
7.	14.

Hydrocortisonacetat-Suspension 0,5 % mit Lidocainhydrochlorid und Dexpanthenol (NRF 7.14.)

Wirkstoffe	1 g enthält 5 mg Hydrocortisonacetat, 10 mg Lidocainhydrochlorid (Monohydrat) und 50 mg Dexpanthenol
Sonstige Bestandteile	Propylenglycol, Natriummonohydrogenphosphat-Dodecahydrat, Macrogol-40-glycerolhydroxystearat, Pfefferminzöl, Gereinigtes Wasser
	Ggf. Bestandteil in Dexpanthenol-Stammlösung 50 %: Wasserfreie Citronensäure
Darreichungsform	Konzentrat zur Herstellung einer Suspension zur Anwendung in der Mundhöhle

Anwendung

Als antiphlogistische und anästhesierende Mundspülung bei Mukositis und Stomatitis.

Herstellung

Hinweise:

- Bei Hydrocortisonacetat, Lidocainhydrochlorid (Monohydrat), Dexpanthenol-Stammlösung 50 % und Dexpanthenol kann eine Einwaagekorrektur aufgrund der Arzneibuchspezifikation erforderlich sein, s. Allgemeine Hinweise **I.2.1.1.**
- Die Herstellung und Freigabe der Hydrocortisonacetat-Suspension 0,5 % mit Lidocainhydrochlorid und Dexpanthenol sind zu dokumentieren, s. Arbeitsvorlagen für Rezepturvorschriften bei den DAC/NRF-Tools.

| 7.14. | Hydrocortisonacetat-Suspension 0,5% mit ... |

Bestandteile

100 g Zubereitung enthalten:

	aus Stammlösung		aus Dexpanthenol
Hydrocortisonacetat	0,5 g	....	0,5 g
Lidocainhydrochlorid (Monohydrat)	1,0 g	....	1,0 g
Dexpanthenol-Stammlösung 50% (Vorschrift S.36.)	10,0 g	....	–
Dexpanthenol	–	....	5,0 g
Natriummonohydrogenphosphat-Dodecahydrat	0,05 g	....	0,05 g
Macrogol-40-glycerolhydroxystearat	0,2 g	....	0,2 g
Propylenglycol	38,0 g	....	40,0 g
Pfefferminzöl	0,15 g	....	0,15 g
Gereinigtes Wasser	zu 100,0 g	....	zu 100,0 g

Packmittel

Braunglasflasche mit
- Dosierbecher 20 ml, 25 ml oder 30 ml (graduiert) (s. Bezugsquellennachweis **III.3.**)

Zubereitung

1. In einem mit Glasstab tarierten Becherglas wird Hydrocortisonacetat unter starkem Erwärmen in Propylenglycol gelöst.
   Inprozessprüfung: Die Lösung muss bei ca. 90 °C klar aussehen. Beim Abkühlen tritt Trübung ein und ein feindisperser Niederschlag setzt sich ab.

2. In einem weiteren mit Glasstab tarierten Becherglas werden Macrogol-40-glycerolhydroxystearat und Pfefferminzöl gemischt.
   Inprozessprüfung: Die Lösung muss klar und farblos aussehen.

3. Der Macrogol-40-glycerolhydroxystearat-Pfefferminzöl-Ansatz wird mit dem Gereinigten Wasser versetzt. Dexpanthenol-Stammlösung 50% bzw. Dexpanthenol und Lidocainhydrochlorid (Monohydrat) werden zu dem Ansatz hinzugefügt.
   Inprozessprüfung: Die Lösung darf leicht opaleszent sein. Auf der Oberfläche dürfen einige Flüssigkeitstropfen zu erkennen sein.

Hydrocortisonacetat-Suspension 0,5% mit ... | 7.14.

4. Die beiden Ansätze werden miteinander gemischt.
   Inprozessprüfung: Die Suspension muss milchig trüb aussehen und nach Pfefferminze riechen. Ein feiner weißer Niederschlag darf sich absetzen. Der pH-Wert muss zwischen 6,0 und 6,5 liegen.

5. Ist der pH-Wert zu niedrig wird Natriummonohydrogenphosphat-Dodecahydrat hinzugegeben und unter Rühren gelöst.
   Inprozessprüfung: Die Suspension muss milchig trüb aussehen und nach Pfefferminze riechen. Ein feiner weißer Niederschlag darf sich absetzen. Der pH-Wert muss zwischen 6,0 und 6,5 liegen.

Abfüllung

Die Suspension wird unmittelbar nach der Zubereitung abgefüllt.

Kennzeichnung

Auf dem Behältnis werden mindestens die Kennzeichnung gemäß Apothekenbetriebsordnung sowie Bezeichnung und Ziffer der NRF-Vorschrift angebracht. Folgende Angaben sind einzubeziehen:

- „Vor Gebrauch schütteln."
- Individuelle Gebrauchsanweisung, z. B. „Mehrmals täglich ... ml in einem Glas Wasser (200 ml) verdünnen und den Mund mit der Suspension spülen",
- „Verwendbar bis ..." (Enddatum der Aufbrauchsfrist, s. Abschnitt „Haltbarkeit").

Haltbarkeit

Aufbrauchsfrist: Glasflasche: 6 Monate.

Laufzeit: Glasflasche: 1 Jahr.

Freigabeprüfung

Die Freigabeprüfung ist unter Berücksichtigung der Allgemeinen Hinweise **I.2.10.** auszuführen.

Sensorische Prüfung

Aussehen ohne Öffnung des Behältnisses: Darf sedimentieren, nach Aufschütteln homogen weiß.

Nach Öffnung des Behältnisses: Geruch nach Pfefferminze.

Die „Allgemeinen Vorschriften" zu Ph. Eur., DAB und DAC/NRF gelten für alle Monographien und sonstigen Texte.

| 7.14. | Hydrocortisonacetat-Suspension 0,5% mit ... |

Information und Beratung

Wirkung und Indikation

Bei einer Tumorbehandlung durch Bestrahlung und/oder Chemotherapie können schmerzhafte Entzündungen des Mund-Rachen-Raums entstehen. Diese sind für die Patienten sehr belastend. Durch konsequente Mundhygiene lassen sich schwere Verläufe zwar oft vermeiden, es kommt allerdings trotzdem in vielen Fällen zu entzündlichen Prozessen (1).

Glucocorticoide wirken lokal entzündungshemmend, immunsuppressiv, antipruriginös und zum Teil auch antiproliferativ. Am Gefäßsystem zeigt sich eine Vasokonstriktion, Melanozyten bilden weniger Pigment. Hydrocortisonacetat ist ein nichthalogeniertes Glucocorticoid (2). Es wirkt als Prodrug (24) und wird bei vierstufiger Einteilung nach der klinischen antiinflammatorischen Wirksamkeit zu den schwach wirksamen Extern-Glucocorticoiden gerechnet (3).

Lidocain ist ein Lokalanästhetikum vom Säureamid-Typ (4) mittlerer Wirkstärke und -dauer und schnellem Wirkungseintritt (5). Es bindet mit hoher Affinität an geöffnete und inaktivierte Natriumkanäle und verlängert die Refraktärzeit, sodass die Frequenz der Aktionspotentiale herabgesetzt wird. Lidocain ist eine schwache Base (pK_s = 7,9), sodass die pH-Verhältnisse seine Penetration durch die Hornschicht der Haut, die Permeation im Gewebe und die lokale Wirksamkeit beeinflussen (5). Lidocainhydrochlorid kann in der Salzform intakte Haut nicht durchdringen, auf Schleimhäuten ist aufgrund der fehlenden Hornhautbarriere mit einer lokalanästhetischen Wirkung zu rechnen (6). Es wird in Form von Lösungen und Gelen bei schmerzhaften Läsionen der Mundschleimhaut eingesetzt (7).

Dexpanthenol ist das in der Natur nicht vorkommende alkoholische Analogon der Pantothensäure. Es wird im menschlichen und tierischen Organismus zur Pantothensäure oxidiert und hat deshalb die gleiche biologische Wirksamkeit wie diese. Pantothensäure ist ein wasserlösliches Vitamin und in Form des Coenzym A an zahlreichen Stoffwechselprozessen zentral beteiligt (8). Dexpanthenol wird dermal resorbiert, genauere Untersuchungen zum Metabolismus in Haut und Schleimhäuten liegen aber nicht vor. Es wird lokal zur Förderung der Epithelisierung und Beschleunigung der Wundheilung angewendet (9), z. B. auch zur Behandlung von Mundschleimhautläsionen (10).

Anwendung und Dosierung

Zur Behandlung der entzündeten Schleimhaut in Mund und Rachen werden zwei- bis dreimal täglich 15 ml Hydrocortisonacetat-Suspension 0,5% mit Lidocainhydrochlorid und Dexpanthenol in ein Glas Wasser (200 ml) gegeben und die Mundhöhle mit der verdünnten Suspension gespült (11). Die Suspension

Hydrocortisonacetat-Suspension 0,5% mit ... | 7.14.

ist danach auszuspucken. Ein Nachspülen bzw. Nachtrinken sollte vermieden werden, da das suspendierte Hydrocrotisonacetat sich in den Zahnzwischenräumen und Hauttaschen absetzt und eine Art Depotwirkung besitzt (10).

Unerwünschte Wirkungen und Anwendungsbeschränkungen

Bei bestimmungsgemäßer Anwendung der verdünnten Suspension ist nicht mit systemischen Glucocorticoid-assoziierten Nebenwirkungen zu rechnen. Lokal besteht die Gefahr von Infektionen und des Aufflammens latenter Infektionen (12). Im Gegensatz zu anderen, synthetischen Glucocorticosteroiden sind allergische Reaktionen auf Hydrocortisonacetat nicht bekannt.

Bei der Lokalanwendung von Lidocain kommt es in seltenen Fällen zu allergischen Reaktionen (5). Beim Verschlucken großer Mengen kann es zu messbaren Plasmaspiegeln und systemischen unerwünschten Wirkungen (zentralnervöse Erregung, Dämpfung des ZNS) kommen (5). Lidocain-Zubereitungen sollten nicht über längere Zeit in hohen Konzentrationen angewendet werden, da für das Lidocain-Stoffwechselprodukt 2,6-Xylidin ein schwach mutagenes Potential vermutet wird (13).

Dexpanthenol ist praktisch untoxisch (8). In Einzelfällen sind Kontaktallergien möglich (14).

Bei Überempfindlichkeit gegen Lokalanästhetika vom Säureamidtyp oder Dexpanthenol darf Hydrocortisonacetat-Suspension 0,5% mit Lidocainhydrochlorid und Dexpanthenol nicht angewendet werden.

Pharmazeutische Erläuterungen

Chemische, physikalische und galenische Eigenschaften

Hydrocortisonacetat ist ein nicht halogenierter Glucocorticosteroidester der ersten Generation. Die lipophile Substanz ist praktisch unlöslich in Wasser (ein Milligramm in 100 Milliliter Wasser), in Ethanol und in Propylenglycol wenig löslich. Die Substanz ist stabil in neutralen bis schwach-sauren Lösungen (15).

Lidocainhydrochlorid (Monohydrat) ist ein farbloses, weiß erscheinendes, kristallines Pulver (5). Es löst sich sehr leicht in Wasser und leicht in Ethanol. Wasserfreies Lidocainhydrochlorid ist hygroskopisch (5). Der pH-Wert einer wässrigen Lidocainhydrochlorid-Monohydrat-Lösung liegt konzentrationsabhängig bei 4–5,5 (5).

Dexpanthenol ist mischbar mit bzw. leicht oder sehr leicht löslich in Wasser und anderen hydrophilen Flüssigkeiten. Es wird in der Regel als viskose Flüssigkeit angeboten. Reines Dexpanthenol hat in wässriger Lösung etwa pH 5 (9). Auf-

7.14.	Hydrocortisonacetat-Suspension 0,5% mit ...

grund der synthesebedingten Verunreinigung mit 3-Aminopropanol kann der pH-Wert einer wässrigen Lösung aber im deutlich Basischen liegen (bis pH 10,5) (9).

Die Suspension hat etwa die Dichte $\rho = 1{,}042\,\text{g/ml}$ und etwa pH 6,5.

Herstellungstechnik und Abfüllung

Hydrocortisonacetat wird unter Erwärmen in Propylenglycol gelöst. Eine klare Lösung entsteht erst bei Temperaturen um 90 °C. Während des Abkühlens fällt Hydrocortison gezielt feindispers, ohne Agglomerate aus. Die gefällte Substanz bleibt im fertigen Suspensionskonzentrat gut aufschüttelbar.

Wegen der schlechten Wasserlöslichkeit des Pfefferminzöles ist Macrogol-40-glycerolhydroxystearat als Lösungsvermittler enthalten. Die Solubilisation des Pfefferminzöls führt nur dann zu klaren Lösungen, wenn zuerst die Mischung aus Solubilisator und Öl hergestellt wird und dieses dann mit dem Gereinigten Wasser ohne Wärmeanwendung weiter verdünnt wird.

Bei Lidocainhydrochlorid-Rezeptursubstanz ist auf den richtigen Einwaagekorrekturfaktor zu achten. Hydrocortisonacetat-Suspension 0,5 % mit Lidocainhydrochlorid und Dexpanthenol enthält 1 % Lidocainhydrochlorid (Monohydrat) und nicht die wasserfreie Substanz.

Lidocainhydrochlorid (Monohydrat) löst sich gut in Wasser. Dexpanthenol ist in Wasser ebenfalls sehr leicht, aber nur langsam löslich. Natriummonohydrogenphosphat-Dodecahydrat ist erst nach Lösung von Lidocainhydrochlorid und Dexpanthenol hinzuzufügen. Andernfalls würde Lidocain-Base ausfallen.

Konservierung

Hydrocortisonacetat-Suspension 0,5 % mit Lidocainhydrochlorid und Dexpanthenol enthält das antimikrobiell wirksame Propylenglycol in ausreichend hoher Konzentration, um trotz nur schwacher Wirkung gegen Schimmelpilze Schutz vor mikrobiellem Verderb zu gewährleisten. Ein zusätzliches Konservierungsmittel ist deshalb nicht erforderlich.

Stabilität

Hauptzersetzungsreaktion von Hydrocortisonacetat ist neben einer geringen Isomerisierung zum Hydrocortison-17-acetat die Hydrolyse der Esterfunktion an C-21 zum kutan etwa gleich stark wirksamen Hydrocortison (16) mit nachfolgender Oxidation der C-17-Dihydroxyaceton-Seitenkette. Weil der Arzneistoff überwiegend suspendiert vorliegt, ist eine Zersetzungsreaktion Pseudo-Ers-

Hydrocortisonacetat-Suspension 0,5% mit ... 7.14.

ter Ordnung anzunehmen (17). Die C-21-Veresterung zum Hydrocortisonacetat erhöht die chemische Stabilität gegenüber Hydrocortison (17).

Lidocain gilt gegenüber Säuren, Basen und Hitze als stabil (18).

Als Säureamid wird Dexpanthenol im stärker sauren Milieu rasch zu Pantolacton und 3-Aminopropanol, im alkalischen Milieu rasch zu Pantoinsäure und 3-Aminopropanol hydrolysiert (9, 19). In wässrigen Lösungen ist Dexpanthenol zwischen pH 4 und 7 relativ stabil, das Stabilitätsoptimum liegt bei pH 6 oder etwas darunter. Da bei der Hydrolyse im Neutralbereich und im schwach sauren Milieu das sauer und das basisch reagierende Hydrolyseprodukt im äquimolaren Verhältnis entstehen, ändert sich der durch Natriummonohydrogenphosphat-Dodecahydrat eingestellte pH-Wert von etwa 6,5 in Hydrocortisonacetat-Suspension 0,5% mit Lidocainhydrochlorid und Dexpanthenol weder bei der Einarbeitung noch bei beginnender Zersetzung des Dexpanthenol merklich.

Historie

Hydrocortisonacetat-Suspension 0,5% mit Lidocainhydrochlorid und Dexpanthenol ist 2010 in das NRF aufgenommen worden. Sie wurde in etwas anderer Zusammensetzung in einer Krankenhausapotheke als „Stomatitis-Mundspüllösung" entwickelt (11). Die Zubereitung stellt eine Therapieoption zur Linderung der Symptome bei Mukositis und schmerzhaften Mundschleimhautläsionen, besonders nach Chemo- und Bestrahlungstherapie dar. Es gibt derzeit keine sicher wirksame, etablierte Behandlung oder Prophylaxe der Mukositis (20), dafür aber eine Vielzahl von kaum überschaubaren Rezepturen, zum Teil unter Verwendung und Verdünnung von Fertigarzneimitteln (21, 22, 23). Für die Ergänzung 2013/2 wurde die Vorschrift redaktionell überarbeitet. Die Zusammensetzung blieb unverändert.

Literatur

1. Bannert, C., Remi, C., Quälende Schleimhautschäden verhindern, Pharm. Ztg. 154 (2009) 2876–2885.
2. Altmeyer, P., Bacharach-Buhles, M., Die Enzyklopädie der Dermatologie, Allergologie und Umweltmedizin, Eintrag: Hydrocortisonacetat, Springer-Verlag, Berlin und Heidelberg 2013, http://www.enzyklopaedie-dermatologie.de/. Lesedatum: 21.10.2013.
3. Gloor, M., Dermatokortikosteroide. In: Gloor, M., Thoma, K., Fluhr, J. (Hrsg.), Dermatologische Externatherapie, Springer Verlag, Berlin, Heidelberg, New York 2000, S. 299–325.
4. Bracher, F., Monographie: Lidocain. In: Bracher, F., et al. (Hrsg.), Arzneibuch-Kommentar. Wissenschaftliche Erläuterungen zum Europäischen und

| 7.14. | Hydrocortisonacetat-Suspension 0,5% mit ... |

Deutschen Arzneibuch, 31. Lieferung 2009, Wissenschaftliche Verlagsgesellschaft, Stuttgart / Govi-Verlag Pharmazeutischer Verlag, Eschborn.
5. Reimann, E., Moser, U., Monographie: Lidocainhydrochlorid. In: Bracher, F., et al. (Hrsg.), Arzneibuch-Kommentar. Wissenschaftliche Erläuterungen zum Europäischen Arzneibuch und Deutschen Arzneibuch, 30. Lieferung 2008, Wissenschaftliche Verlagsgesellschaft, Stuttgart / Govi-Verlag Pharmazeutischer Verlag, Eschborn.
6. Wetenschappelijke Instituut Nederlandse Apothekers (WINAp), Therapeutische Informatie Lidocaïne. In: Koninklijke Nederlandse Maatschappij ter bevordering der Pharmacie (Hrsg. und Verlag), Formularium der Nederlandse Apothekers, Den Haag 2004, S. 99.
7. Wetenschappelijke Instituut Nederlandse Apothekers (WINAp), Monographie: Lidocaïnehydrochloride orale gel 20 mg/ml. In: Koninklijke Nederlandse Maatschappij ter bevordering der Pharmacie (Hrsg. und Verlag), Formularium der Nederlandse Apothekers, Den Haag 2009, S. 377–379.
8. Aufbereitungskommission B 7 bei Bundesgesundheitsamt / Bundesinstitut für Arzneimittel und Medizinprodukte: Monographie: Dexpanthenol/Panthenol und Salze der Pantothensäure zur topischen Anwendung, Bekanntmachung vom 17.12.1992, Pharm. Ztg. 138 (1993) 735–736.
9. Ropte, D., Egerer, H. P., Monographie: Dexpanthenol. In: Bracher, F., et al. (Hrsg.), Arzneibuch-Kommentar. Wissenschaftliche Erläuterungen zum Europäischen und Deutschen Arzneibuch, 19. Lieferung 2005, Wissenschaftliche Verlagsgesellschaft, Stuttgart / Govi-Verlag Pharmazeutischer Verlag, Eschborn.
10. Heyn, G., Schmerzhaft wund im Mund, Pharm. Ztg. 150 (2005) 3700–3708.
11. Nowrousian M. R. (Hrsg.), Supportive Therapie in der Onkologie, W. Zuckwerdt Verlag. München 2000, S. 202–203.
12. Scriba, B., Egerer, H., Monographie: Hydrocortison. In: Bracher, F., et al. (Hrsg.), Arzneibuch-Kommentar. Wissenschaftliche Erläuterungen zum Europäischen und Deutschen Arzneibuch, 39. Lieferung 2011, Wissenschaftliche Verlagsgesellschaft, Stuttgart / Govi-Verlag Pharmazeutischer Verlag, Eschborn.
13. Bundesinstitut für Arzneimittel und Medizinprodukte: Bekanntmachung vom 21.03.1995 über die Zulassung und Registrierung von Arzneimitteln. Abwehr von Arzneimittelrisiken, Stufe II – Lidocain- und Etidocain-haltige Arzneimittel (ausgenommen sind Lidocain-haltige Arzneimittel, die zur antiarrhythmischen Therapie angewendet werden) –, Pharm. Ztg. 140 (1995) 989.
14. Keilig, W., Kontaktallergie auf Dexpanthenol, Dermatosen 35 (1987) 206–208.
15. Schirmeister, T., Monographie: Hydrocortisonacetat. In: Bracher, F., et al. (Hrsg.), Arzneibuch-Kommentar. Wissenschaftliche Erläuterungen zum Europäischen und Deutschen Arzneibuch, 44. Lieferung 2013, Wissenschaftli-

Hydrocortisonacetat-Suspension 0,5% mit ... 7.14.

che Verlagsgesellschaft, Stuttgart / Govi-Verlag Pharmazeutischer Verlag, Eschborn.
16. Häckh, G., Schwarzmüller, E., Codex dermatologischer Wirkstoffe. Monographie: Hydrocortison. In: Niedner, R., Ziegenmeyer, J. (Hrsg.), Dermatika, Wissenschaftliche Verlagsgesellschaft, Stuttgart 1992, S. 402–404.
17. N. N., Monographie: Hydrocortisonacetat. In: Dolder, R., Skinner, F. S. (Hrsg.), Ophthalmika, 4. Auflage, Wissenschaftliche Verlagsgesellschaft mbH, Stuttgart 1990, S. 216 218.
18. Gröningsson, K., Lindgren, J.-E., Lundberg, E., Sandberg, R., Wahlén, A., Monographie: Lidocaine Base and Hydrochloride. In: Florey, K. (Hrsg.), Analytical Profiles of Drug Substances, Vol. 14, Academic Press, Orlando und andere Orte 1985, S. 207–243.
19. Gharehbagh, R. K., Ebel, S., Stabilitätsanalytik von Dexpanthenol, 1.: HPLC-Bestimmung von Dexpanthenol, Pantolacton und Pantosäure, Pharmazie 50 (1995) 39–40.
20. Branzan, A., L., Landthaler, M., Szeimies, R.-M., Hautveränderungen unter Chemotherapie, Hautarzt 56 (2005) 591–603
21. Helmstädter, A., Chemotherapiebedingte Mundschleimhautläsionen. Prophylaxe und Therapie mit Lösungen zur lokalen Anwendung, Krankenhauspharmazie 12 (1991) 99–103.
22. Krämer, I., Chemotherapiebedingte Mundschleimhautläsionen, Krankenhauspharmazie 12 (1991) 308.
23. Schulz, M, et al., Arzt und Klinischer Apotheker. Beispiele für interdisziplinäre Zusammenarbeit, Dtsch. Apoth. Ztg. 136 (1996) 419–427.
24. Högger, P., Rationaler Einsatz in der Dermatologie. Glucocorticoidhaltige Magistralrezepturen, Pharm. Unserer Zeit 39 (2010) 294–299.

Die „Allgemeinen Vorschriften" zu Ph. Eur., DAB und DAC/NRF gelten für alle Monographien und sonstigen Texte.

Herstellungsprotokoll für Rezepturarzneimittel
nach § 7 Abs. 1c ApBetrO

Sonnen-Apotheke   Apothekenleiter(in): Max Fröhlich
Hauptstr. 33   12345 Musterstadt

interne Rezepturbezeichnung:	**Hydrocortisonacetat-Suspension 0,5% NRF 7.14 500 g**
Rezepturbezeichnung auf Etikett:	**Mundspüllösung**
Rezepturherstell-Nr.:	**RD200206-0004**
Patient:	**XXX XXX**
Verordner:	**Dr. Thomas Baumann**

Plausibilitätsprüfung: Es handelt sich um eine geprüfte Standardrezeptur, die plausibel ist.

Referenz.-Nr.: **NRF 7.14.**

Die Verordnung ist für den Patienten plausibel. Das Therapiekonzept des Arztes ist erkennbar und plausibel.

Herstellungsanweisung: Bezugnahme auf eine allgemein anerkannte Herstellungsanweisung (z.B. NRF-Rezeptur)

Referenz-Nr.: **NRF 7.14.**

Wägeprotokoll:

	Ausgangsstoffe	Prüf-Nr./Ch.-B.	Menge verordnet	Korr. faktor	Einwaage Soll	Einwaage Ist	Nz.
1	Hydrocortisonacetat (mikrofein gepulvert)	0420M-01718	2,500 g	1,005	2,512 g	2,513 g	MM
2	Lidocainhydrochlorid	0420M-01775	5,000 g	1,001	5,005 g	5,005 g	MM
3	Dexpanthenol	0420M-01082	25,000 g	1,000	25,000 g	24,98 g	MM
4	Natriummonohydrogenphosphat-Dodecahydrat	2719I-01914	0,250 g	1,000	0,250 g	0,1 g	MM
5	Cremophor RH 40	2219A-01308	1,000 g	1,000	1,000 g	1,002 g	MM
6	Propylenglycol	0420M-02110	200,000 g	1,000	200,000 g	199,98 g	MM
7	Oleum Menthae piperitae	4918E-01995	0,750 g	1,000	0,750 g	0,76 g	MM
8	Aqua purificata	27012020	265,500 g	1,000	265,500 g	265,64 g	MM
	Gesamtmenge		500,000 g		500,017 g	499,980 g	

Verwendete Waagen:

	Packmittel	Prüf-Nr./Ch.-B.	Anzahl Soll	Anzahl Ist
9	Braunglasflasche GL28 500ml	3319E-02590	1	1 St.

Herstellungstechnik:
gem. Standard-Monographie NRF 7.14.

Herstellungsschritte und -parameter:
gem. Standard-Monographie NRF 7.14.

zur pH-Wert-Einstellung wurde 0,1 g Natriummonohydrogenphosphat-Dodecahydrat benötigt

Hergestellt durch: Marie Meier

Inprozesskontrolle(n)	Ergebnis
erwärmte Lösung des Hydrocortisons in Propylenglycol ist klar	entspricht
bei Abkühlung feiner Niederschlag	entspricht
zweite Lösung leicht opaleszent	entspricht
nach dem Mischen beider Lösungen pH 6-6,5	pH < 6 s.o.
Suspension milchig trüb, Geruch nach Pfefferminz, pH 6-6,5	enspricht, pH 6,5

Organoleptische Prüfung des Endproduktes:

Geruch nach Pfefferminz, milchig trübe Suspension

Von einer analytischen Prüfung kann abgesehen werden, da die Qualität des Rezepturarzneimittels gewährleistet ist
- durch das Herstellverfahren und
- (soweit vorgesehen) durch die Ergebnisse der Inprozesskontrollen sowie
- durch das Ergebnis der organoleptischen (sensorischen) Prüfung des Endproduktes.

Verwendbar bis: 27.04.2020

Art der Anwendung/Gebrauchsanweisung:
4x täglich mit 15 ml auf 200 ml gurgeln

Freigabe:
Das angefertigte Arzneimittel entspricht dem angeforderten Rezepturarzneimittel und wird freigegeben mit interner

Freigabe-Nr. **RD200206-0004** durch Apotheker(in) Max Fröhlich.

Die Freigabe erfolgte vor der Abgabe des Arzneimittels.

27.01.2020   *Max Fröhlich*
Datum   Unterschrift Verantwortliche(r) Apotheker(in)
                                    Max Fröhlich

Etikett

Herr XXX XXX	**Hydrocortisonacetat-Suspension 0,5 % mit Lidocainhydrochlorid und Dexpanthenol (NRF 7.14.)**
4× tgl. 15 ml in einem Glas Wasser (200 ml) verdünnen und den Mund damit spülen	
	Hydrocortisonacetat 2,5 g
	Lidocainhydrochlorid (Monohydrat) 5,0 g
Vor Gebrauch schütteln!	Dexpanthenol 25,0 g
Hergestellt am: 27.01.2020	Natriummonohydrogenphosphat-Dodecahydrat 0,1 g
Verwendbar bis: 27.07.2020	Macrogol-40-glycerolhydroxystearat 1,0 g
	Propylenglycol 200,0 g
Für Kinder unzugänglich aufbewahren!	Pfefferminzöl 0,75 g
Lagerung nicht über 25 °C	gereinigtes Wasser zu 500,0 g
Sonnen-Apotheke Inh. Max Fröhlich **Hauptstr. 33, 12345 Musterstadt** **Tel.: 0123/4567**	Inhalt: 500 g Verschreibungspflichtig

Taxation

Substanzen und Gefäß werden mit EK + 90 % berechnet. Die Einkaufspreise werden der Hilfstaxe für Apotheken oder der Lauer-Taxe entnommen.

Der Arbeitspreis beträgt 9,00 Euro (Anfertigung einer Lösung unter Anwendung von Wärme bis 600 g).

Hydrocortisonacetat	26,27 Euro
Lidocainhydrochlorid (Monohydrat)	4,92 Euro
Dexpanthenol	13,49 Euro
Natriummonohydrogenphosphat-Dodecahydrat	0,02 Euro
Macrogol-40-glycerolhydroxystearat	0,40 Euro
Propylenglycol	8,79 Euro
Pfefferminzöl	0,42 Euro
gereinigtes Wasser	0,21 Euro
Qualitätszuschlag Wasser	1,46 Euro
Gewindeflasche 500 ml	2,17 Euro
Arbeitspreis	9,00 Euro
Festzuschlag	8,35 Euro
	75,50 Euro
19 % MwSt.	14,35 Euro
	89,85 Euro

Abbildungen:

Rezept Mundspüllösung NRF 7.14., 500 g
Monographie Hydrocortisonacetat-Suspension 0,5 % mit Lidocainhydrochlorid und Dexpanthenol (NRF 7.14.):
DAC/NRF, Avoxa–Mediengruppe Deutscher Apotheker GmbH, Eschborn
Herstellungsprotokoll für Rezepturarzneimittel: Dr. Lennartz Laborprogramm für Apotheken, Deutscher Apotheker Verlag, Stuttgart

Ölige Dronabinol-Tropfen 25 mg/ml (NRF 22.8.)

Für die Herstellung dieser Rezeptur gibt es z. B. von der Firma Bionorica ethics ein Herstellungsset. Es enthält:

- einen Schnelltest zur Prüfung des Wirkstoffs auf Identität mittels Teststreifen mit Anleitung und Protokollvordruck,
- den Wirkstoff Dronabinol abgefüllt in einer Glasspritze,
- einen Vordruck für die Plausibilitätsprüfung und
- den Vordruck für das Herstellungsprotokoll.

Ergänzend dazu gibt es das sogenannte Tropfenset, welches

- 50 ml palmitoylascorbinsäurehaltige Mittelkettige Triglyceride (Miglyol® 812),
- eine 30 ml-Braunglasflasche,
- eine Dosierpumpe (33 µl) und
- einen Senkrechttropfer mit kindersicherem Verschluss enthält.

Herstellungsdatum: 08.01.2020.

Menge: 20 ml.

Abgabegefäß: Braunglasflasche mit Senkrechttropfer und kindersicherem Verschluss.

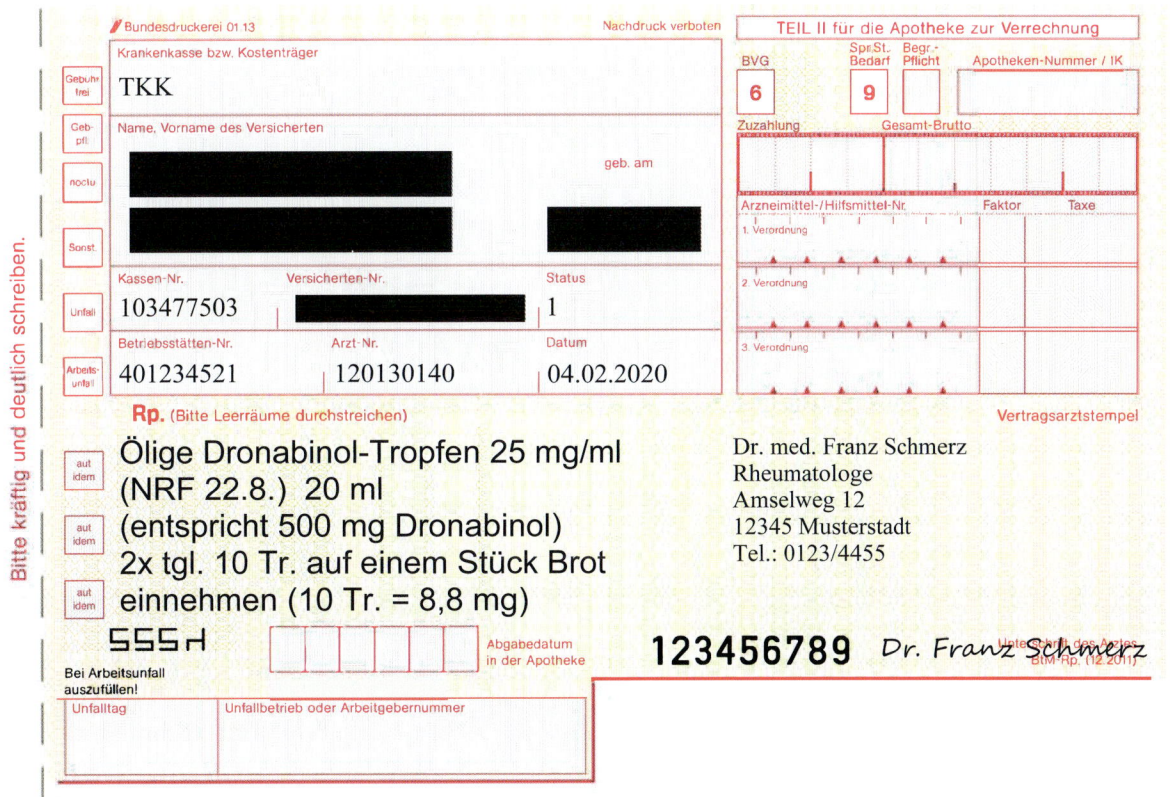

Indikation und Wirkweise

Das wichtigste Cannabinoid im Hanf (*Cannabis sativa*) ist Dronabinol. Es wirkt antiemetisch, appetitsteigernd, analgetisch und muskelrelaxierend. Hauptanwendungsgebiete sind daher:

- Kachexie bei schwerkranken Patienten (AIDS, Krebs),
- Übelkeit und Erbrechen im Zusammenhang mit einer Chemotherapie bei Tumorpatienten oder in der Palliativversorgung,
- Spasmen bei Multipler Sklerose, Querschnittslähmung,
- starke Schmerzen (Tumorschmerzen, neuropathische Schmerzen).

Dronabinol kann in Deutschland nur als Rezepturarzneimittel verordnet werden und ist eine zusätzliche Therapieoption für Patienten, die mit der Standardtherapie nicht optimal behandelt werden können. Es wird einschleichend dosiert.

Dronabinol unterliegt dem Betäubungsmittelrecht. Wird auf dem Rezept die Höchstmenge von 500 mg innerhalb von 30 Tagen überschritten, muss der Arzt die Kennzeichnung „A" ergänzen.

Plausibilitätsprüfung

Es handelt sich bei dieser Rezeptur um eine NRF-Rezeptur. Die Zusammensetzung der Rezeptur ist plausibel, die Kompatibilität und Stabilität des Wirkstoffs ist gewährleistet.

Die Rezeptur wurde für einen Erwachsenen verordnet, der an einer schweren Fibromyalgie mit Bewegungseinschränkungen leidet. Mit der Standardtherapie ist keine ausreichende Schmerzlinderung erreichbar. Der Patient berichtete über geringere Schmerzen, bessere Beweglichkeit und mehr Lebensqualität unter der Therapie (Dronabinol wurde zum zweiten Mal verordnet.)

→ **Die Rezeptur ist plausibel und kann hergestellt werden.**

Herstellung von Arzneimitteln – Rezepturen

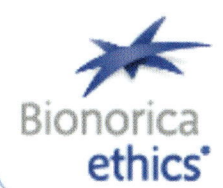

Plausibilitätsprüfung
für Dronabinol-Rezepturen (nach § 7 (1b) ApBetrO)

Lfd. Nr. 6

Auf eine erweiterte Plausibilitätsprüfung kann verzichtet werden, da es sich um eine standardisierte Rezeptur (nach NRF 22.7/22.8) handelt.

☐ **Einwaagekorrektur:** Wirkstoffe bedürfen der Einwaagekorrektur der verordneten Menge

Rezeptur: Ölige Dronabinol-Tropfen 25 mg/ml (NRF 22.8.)   20 ml

☐ **Rücksprache mit dem Arzt war erforderlich:**

Prüfparameter		Maßnahmen
Ist die Verordnung lesbar und sind alle (ggf. lateinischen) Angaben verständlich?	● JA ○ NEIN	
Ist die Rezepturformel vollständig angegeben und die Verordnung ohne erkennbare Irrtümer ausgestellt?	● JA ○ NEIN	
Dosierung, Applikationsart		
Dosierung: Sind Wirkstoffdosis/-konzentration eindeutig und therapeutisch üblich (ca. 5–20 mg/Tag, im Einzelfall deutlich höher; die Angabe sollte in mg erfolgen)?	● JA ○ NEIN	
BtM-Rezept: Ist das BtM-Rezept bei Überschreitung der festgesetzten Höchstmenge pro Monat (bei Dronabinol 500 mg) mit einem „A" gekennzeichnet?	○ JA ○ NEIN	Höchstmenge nicht überschritten
Applikationsart: Sind Anwendungsart und Gebrauchsanweisung bekannt und für den Wirkstoff und die Darreichungsform plausibel?	● JA ○ NEIN	
Art, Menge der Ausgangsstoffe und Kompatibilität untereinander		
Sind alle Ausgangsstoffe mit validem Prüfzertifikat erhältlich?	● JA ○ NEIN	
Haltbarkeit		
Sind Laufzeit (Tag, Monat, Jahr) und Aufbrauchfrist bekannt?	● JA ○ NEIN	

08.01.20   *M. Fröhlich*

Datum, verantwortl. Apotheker(in) (Unterschrift) / zur Vertretung berechtigte Person

Literaturempfehlungen: NRF 22.7 „Dronabinol Kapseln", NRF 22.8 „Ölige Dronabinol Tropfen", www.dac-nrf.de › NRF › Rezepturhinweise › Rezepturhinweise-Datenbank (Suche)

Mit freundlicher Genehmigung der Bionorica ethics GmbH/Spectrum Therapeutics GmbH

Herstellungsanweisung

Siehe auch NRF 22.8.

20 ml enthalten:
Dronabinol 0,50 g
palmitoylascorbinsäurehaltige mittelkettige Triglyceride zu 19,00 g

Vorbereitung des Arbeitsplatzes nach Hygieneplan, Desinfektion mit Isopropanol 70 %.
Personenschutz: Handschuhe.
Die Herstellung erfolgt manuell mit dem Herstellungs- und Tropfenset der Firma Bionorica ethics. Die Einwaagen werden von einer zweiten Person kontrolliert (4-Augen-Prinzip).

- Die Kappe der Glasspritze wird entfernt, der Kolben leicht zurück gezogen und das enthaltene Dronabinol mit einem Föhn erwärmt.
  - Inprozesskontrolle: Das zähe Dronabinol wird flüssiger und ähnelt in der Konsistenz dünnflüssigem Paraffin.
- Auf der Analysenwaage wird das Dronabinol in ein mit Glasstab austariertes Becherglas eingewogen. Dronabinol wird auf den Glasstab aufgebracht.
- Circa 2/3 des stabilisierten Miglyols® wird zugewogen.
- Die Mischung wird auf einer Heizplatte auf ca. 70 °C erwärmt und das Dronabinol unter Rühren gelöst.
  - Inprozesskontrolle: klare bis hellgelbe Flüssigkeit ohne Dronabinolreste oder -schlieren.
- Die abgekühlte Dronabinol-Lösung wird in das tarierte Abgabegefäß überführt. Das Becherglas wird mit dem erforderlichen restlichen Miglyol® nachgespült und damit auf das Endgewicht ergänzt.
  - Inprozesskontrolle: Die Lösung ist klar und dickflüssig.

Die Braunglasflasche wird mit dem Senkrechttropfer verschlossen und etikettiert.

Psychopharmaka, Neurologika	
22.	8.

Ölige Dronabinol-Tropfen 25 mg/ml (NRF 22.8.)

Wirkstoff	1 ml enthält 25 mg Dronabinol
Sonstige Bestandteile	Mittelkettige Triglyceride, Palmitoylascorbinsäure
Darreichungsform	Tropfen zum Einnehmen, Lösung

Anwendung

Unter anderem als Antiemetikum, Appetitstimulans oder Muskelrelaxans bei Multipler Sklerose in besonders begründeten Fällen.

Herstellung

Hinweise:

- Dronabinol unterliegt dem Betäubungsmittelrecht.
- Die Tropfen werden vorzugsweise volumetrisch dosiert. Die Dosierung nach Tropfenzahl ist im Einzelfall alternativ möglich. Dabei ist die der Einzeldosis Dronabinol entsprechende Tropfenzahl von der Tropfeinrichtung abhängig und experimentell zu ermitteln, s. Pharmazeutische Erläuterungen.
- Zur Herstellung kann statt Dronabinol auch ein geeignetes öliges Dronabinol-Konzentrat verwendet werden, sofern sich die Dichte und Viskosität der Zubereitung nicht wesentlich ändern.
- Bei Dronabinol kann aufgrund der Arzneibuchspezifikation eine Einwaagekorrektur erforderlich sein, s. Allgemeine Hinweise **I.2.1.1.** und DAC/NRF-Tools.
- Ein Dronabinol-Mehrverbrauch bis zu 10 Prozent lässt sich bei der Dokumentation nach BtMG ohne Weiteres als herstellungstechnisch notwendig begründen.
- Werden Palmitoylascorbinsäurehaltige Mittelkettige Triglyceride bei Bedarf frisch hergestellt, ist ein angemessener Mehransatz für diesen Träger vorzusehen.

| 22.8. | Ölige Dronabinol-Tropfen 25 mg/ml |

Bestandteile

100 ml (94,9 g) Zubereitung enthalten:

Dronabinol (s. Bezugsquellennachweis **III.2.**).................... 2,5 g
Palmitoylascorbinsäurehaltige Mittelkettige Triglyceride
(Vorschrift **S.45.**; s. Bezugsquellennachweis **III.2.**) .... zu 94,9 g

Packmittel

S. Bezugsquellennachweis **III.3.** und Hinweise zu Kolbenpipetten im Abschnitt „Herstellungstechnik und Abfüllung".

- Braunglasflasche GL 18 mit
    - 1-ml-Kolbenpipette mit Konusspitze (zweiteilig)
    - Verschlusskonus für Kolbenpipette
    - Steckeinsatz
    - kindergesicherter Schraubkappe
- Braunglasflasche GL 18 mit
    Dosierpumpe 0,035 ml/Hub
    - ggf. Schutzbehälter zur Kindersicherung, z. B. kindergesicherte 200-ml-Vierkantflasche GL 40 aus Polyethylen mit Druck-Dreh-Verschluss
- Braunglasflasche GL 18 mit
    - Senkrechttropfer
    - kindergesicherter Schraubkappe

Zubereitung

1. Dronabinol wird im Originalbehältnis im Trockenschrank bei 70 °C für etwa 5 min erwärmt bzw. so lange, bis sich der Wirkstoff verflüssigt hat.
   Inprozessprüfung: Der Wirkstoff muss flüssig und gut zu dosieren sein.

2. Ein Becherglas mit Glasstab wird tariert. Dronabinol wird auf den Glasstab aufgebracht. Der Glasstab wird in das Becherglas zurückgestellt und der Ansatz gewogen. Der Vorgang wird wiederholt, bis die gewünschte Menge Dronabinol erreicht ist.

3. Der Ansatz wird mit den Palmitoylascorbinsäurehaltigen Mittelkettigen Triglyceriden ergänzt, auf 70 °C erwärmt und verrührt. Bei Verwendung eines Wasserbades ist der Ansatz vor Kondenswasser zu schützen.
   Inprozessprüfung: Die Lösung muss klar aussehen. Sie darf schwach gelb sein. Weder am Glasstab noch an der Wandung noch am Boden des Becherglases dürfen Dronabinolreste zu erkennen sein.

4. Der Ansatz wird zum Erkalten stehen gelassen.

Ölige Dronabinol-Tropfen 25 mg/ml | 22.8.

Abfüllung

Die Lösung wird unverzüglich nach der Zubereitung abgefüllt.

Kennzeichnung

Auf dem Behältnis werden mindestens die Kennzeichnung gemäß Apothekenbetriebsordnung und Betäubungsmittelgesetz sowie Bezeichnung und Ziffer der NRF-Vorschrift angebracht. Folgende Angaben sind einzubeziehen:

- „1 ml enthält 25 mg Dronabinol",
- ggf. bei Verwendung bestimmter Steckeinsatz-Verschluss-Kombination für die Kolbenpipette: „Verschlossene Flasche möglichst nicht schütteln oder stark kippen",
- nur bei Volumendosierung mit Dosierpumpe 0,035 ml/Hub: „1 Hub enthält ... mg Dronabinol",
- nur bei Tropfendosierung: „1 ml entspricht ... Tropfen, 1 Tropfen enthält ... mg Dronabinol",
- individuelle Gebrauchsanweisung, z. B.: „...-mal täglich ... ml vor den Mahlzeiten einnehmen" bzw. „...ml 1–3 Stunden vor der Chemotherapie, dann alle ... Stunden ... ml einnehmen", ggf. Angabe der Tropfenzahl oder der Hübe anstelle des Volumens,
- „Verwendbar bis ..." (Enddatum der Aufbrauchsfrist, s. Abschnitt „Haltbarkeit").

Haltbarkeit

Aufbrauchsfrist: Glasflasche: 6 Monate.

Laufzeit: Glasflasche: 6 Monate.

Freigabeprüfung

Die Freigabeprüfung ist unter Berücksichtigung des Kapitels **I.2.10.** auszuführen.

Sensorische Prüfung

Aussehen ohne Öffnung des Behältnisses: klar, hell, dickflüssig.

Sonstiges: Funktion der kindergesicherten Schraubkappe prüfen.

| 22.8. | Ölige Dronabinol-Tropfen 25 mg/ml |

Information und Beratung

Wirkung und Indikation

Dronabinol (Δ^9-Tetrahydrocannabinol) ist das wichtigste der über 60 bekannten natürlichen Cannabinoide des Hanfs, *Cannabis sativa* L. Für Dronabinol sind zahlreiche Wirkungen beschrieben, die zum Teil zu Diskussionen über deren möglichen therapeutischen Nutzen geführt haben (1 – 9).

Dronabinol wird nach Einnahme nur langsam und zu einem hohen, aber unter anderem wegen seiner Säurelabilität und der Wechselwirkung mit Nahrungsbestandteilen schwankenden Anteil, resorbiert (1, 2, 10). Das Plasmaspiegelmaximum tritt nach etwa 1 bis 6 Stunden auf. Die maximale Wirkung nach Einnahme von Dronabinol tritt verzögert nach 2 bis 4 Stunden auf. Wegen des hohen hepatischen First-pass-Effekts liegt die Bioverfügbarkeit nur zwischen 10 und 20 Prozent (1, 10, 11).

Dronabinol wird in der Leber durch mikrosomale Hydroxylierung und nichtmikrosomale Oxidation rasch metabolisiert. Primärer und im Vergleich zum Dronabinol mindestens gleich stark wirksamer Hauptmetabolit ist das 11-Hydroxy-Δ^9-Tetrahydrocannabinol, der weiter zu 11-Nor-Δ^9-Tetrahydrocannabinol-9-carbonsäure oxidiert wird. In den Phase-II-Reaktionen werden Konjugate mit Glucuronsäure, seltener Schwefelsäure und langkettigen Fettsäuren gebildet (10). Die Metaboliten werden überwiegend über die Faeces ausgeschieden, nur zu etwa 30 Prozent über den Urin. Unmetabolisiertes Dronabinol wird sehr wahrscheinlich tubulär vollständig resorbiert, biliär ausgeschiedenes Dronabinol und seine Metaboliten unterliegen einem ausgeprägten enterohepatischen Kreislauf. Nach der raschen Elimination von Dronabinol aus dem Blutkompartment aufgrund der Verteilungsvorgänge und der schnellen Biotransformation in den ersten Stunden ist der bestimmende Schritt für die terminale Halbwertszeit die Elimination aus den tiefen Kompartimenten. Literaturangaben zur Eliminationshalbwertszeit sind schwankend und widersprüchlich (1, 2).

Die Rolle von 11-Hydroxy-Δ^9-Tetrahydrocannabinol ist im pharmakologischen Profil der Dronabinol-Wirkung unklar. Die Wirkungen kommen jedoch nicht ausschließlich über aktive Metaboliten zu Stande. Sie werden über unterschiedliche Rezeptoren vermittelt. Neben den komplexen, psychotropen Effekten, die gleichzeitig sedierend und stimulierend sein können, werden als therapeutisch nutzbare Effekte für Cannabinoide unter anderem eine antiemetische und appetitsteigernde Wirkung beobachtet. Die muskelrelaxierenden und analgetischen Wirkungen bei Patienten mit Multipler Sklerose äußerten sich in der subjektiven Verbesserung der Spastik und der Schmerzen (1 – 4, 7 – 10, 12). Die analgetische Wirkung von Dronabinol beruht vermutlich auf einer Vielzahl von Wirkungen, welche die Gesamtsituation von Schmerzpatienten verbessern (13, 14).

Ölige Dronabinol-Tropfen 25 mg/ml	22.8.

Nach inhalativer und oraler Gabe tritt eine akute bronchodilatatorische Wirkung auf. Bei oraler Gabe sind die psychischen Nebenwirkungen jedoch so stark ausgeprägt, dass sich die systemische Therapie bei der Indikation Asthma als ungeeignet erwiesen hat (1, 4). Das Gleiche gilt für die Senkung des Augeninnendruckes bei Glaukompatienten (1, 7). Für die meisten dieser Wirkungen treten Toleranzeffekte auf, die aber bei therapeutischen Dosen wenig relevant sind (2, 4). Hauptanwendungsgebiete für Dronabinol sind:

- Anorexie und Kachexie, insbesondere bei AIDS-Patienten,
- Übelkeit und Erbrechen im Zusammenhang mit Chemotherapie in der Krebsbehandlung, wenn mit herkömmlichen Antiemetika nicht adäquat behandelt werden kann,
- als Muskelrelaxans und Analgetikum bei zentralen, neuropathischen Schmerzen bei Multipler Sklerose.

Anwendung und Dosierung

Ölige Dronabinol-Tropfen 25 mg/ml müssen individuell und indikationsbezogen dosiert werden (3, 11, 14), sodass Dosisangaben nur orientierenden Charakter haben können:

- als Appetitstimulans kann die zweimal tägliche Gabe von 2,5 mg Dronabinol ausreichen,
- als Antiemetikum werden 5 bis 20 mg 1 bis 3 Stunden vor der Chemotherapie, dann alle 2 bis 4 Stunden mit bis zu sechs Gaben pro Tag nach Ende der Chemotherapie eingenommen,
- als Muskelrelaxans und Analgetikum bei Multipler Sklerose werden Tagesdosen von 2,5 bis 10 mg bei zweimal täglicher Gabe genannt.

Ölige Dronabinol-Tropfen 25 mg/ml sollten nicht mit Wasser verdünnt eingenommen werden. Es besteht die Gefahr der Unterdosierung, da der Wirkstoff als Ölfilm im Glas zurückbleibt. Bei Bedarf kann Wasser nachgetrunken werden. Die Begründung für die Empfehlung (11), Dronabinol möglichst vor den Mahlzeiten einzunehmen, ist vor dem Hintergrund einer schlechten Datenlage und bekannter starker Einflüsse der Nahrung (1) auf die Bioverfügbarkeit unsicher. Eventuell sollen die Säurelabilität des Dronabinol (1) oder vergleichbare Resorptionsbedingungen berücksichtigt werden. Fettreiche Mahlzeiten gelten als resorptionsverbessernd (1).

Ölige Dronabinol-Tropfen 25 mg/ml sollen nicht im Kühlschrank, sondern bei möglichst gleichmäßiger Raumtemperatur aufbewahrt und dosiert werden, damit die einwandfreie Dosierung, vor allem bei der nur in Ausnahmefällen vorzusehenden Tropfendosierung, gewährleistet ist. Bei zu schneller Tropfenfolge darf die Flasche nicht aus der senkrechten Position gekippt werden. Vielmehr ist die Lö-

| 22.8. | Ölige Dronabinol-Tropfen 25 mg/ml |

sung in diesem Falle zu warm und muss zur Reduktion der Tropfgeschwindigkeit vor der Dosierung leicht abgekühlt werden.

Ölige Dronabinol-Tropfen 25 mg/ml dürfen wegen des fettartigen Trägers keinesfalls – auch nicht nach eventueller Verdünnung – inhalativ angewendet werden, wie dies nach der Vorschrift **22.16.** vorgesehen und für andere lipidfreie, ethanolische Lösungen beschrieben ist (15, 16).

Unerwünschte Wirkungen und Anwendungsbeschränkungen

Häufig auftretende Nebenwirkungen nach Einnahme sind (1, 3 – 6, 10, 11):

- Abdominalschmerzen, Übelkeit, Erbrechen, Diarrhöe,
- Schwindel, Euphorie, Nervosität, Benommenheit, Stimmungs- und Wahrnehmungsveränderungen,
- Tachykardie, Herzklopfen, orthostatische Hypotonie, Flush,
- allgemeine Schwäche.

Die akute Toxizität von Dronabinol ist gering; eine tödliche Überdosis mit Cannabinoiden wurde beim Menschen bisher nicht eindeutig dokumentiert. Die Symptome der akuten leichten Cannabis-Intoxikation, wie Mundtrockenheit, Kältegefühl, Schwindel, Übelkeit und beschleunigter Puls, sind relativ unspezifisch (1). Diese Intoxikationserscheinungen nach Überdosierung klingen unbehandelt nach etwa 3 bis 6 Stunden wieder ab.

Das Abhängigkeitspotential wird geringer eingestuft als von Cannabis (10). Entzugssymptome wurden bei der therapeutischen Anwendung von Dronabinol nicht beobachtet (4). Patienten sollten auf die Möglichkeit von Stimmungsschwankungen, -verstärkungen und Verhaltensänderungen hingewiesen werden (1). Als Folge der nach Einnahme bis zu 8 Stunden lang gestörten Wahrnehmung, Aufmerksamkeit und Informationsverarbeitung sind, besonders während der Einstellungsphase der Behandlung, die Fahrtüchtigkeit und die Fähigkeit zum Bedienen von Maschinen deutlich beeinträchtigt (1, 11, 17).

Wechselwirkungen des Dronabinol mit einer Vielzahl von Wirkstoffen sind nicht nur pharmakodynamisch bedingt, sondern auch im Zusammenhang mit dem Metabolismus wahrscheinlich, aber noch unzureichend untersucht (18).

Die Anwendung bei Personen mit vorgeschädigtem Herz-Kreislauf-System, insbesondere mit Koronarer Herzkrankheit und Angina-pectoris-Patienten, kann kontraindiziert sein. Da Dronabinol plazentagängig ist und sich in der Muttermilch anreichert, sollen Ölige Dronabinol-Tropfen 25 mg/ml nicht in Schwangerschaft und Stillzeit angewendet werden.

Ölige Dronabinol-Tropfen 25 mg/ml	22.8.

Aufgrund der noch nicht umfassend untersuchten gesundheitlichen Auswirkung der Cannabinoide sind Richtwerte zur Begrenzung des Tetrahydrocannabinol in hanfhaltigen Lebensmitteln empfohlen worden (19).

Pharmazeutische Erläuterungen

Chemische, physikalische und galenische Eigenschaften

Dronabinol ist eine hellgelbe, bei Raumtemperatur ölige oder harzartige Masse. Es kann unmittelbar aus Drogenhanf gewonnen oder aus natürlichem Cannabidiol (halb)synthetisch hergestellt werden (11, 20). Dronabinol hat als phenolische Verbindung nur eine geringe Azidität (pK_a: 10,6) und liegt als sehr lipophile Neutralverbindung (Octanol/Wasser-Verteilungskoeffizient: 6000 bei pH 7) vor (11). Dronabinol ist deshalb in Ethanol und fetten Ölen löslich, in Wasser aber praktisch unlöslich (20). Grundlage der Tropflösung sind Mittelkettige Triglyceride, ein fettes Öl auf der Basis mittelkettiger Fettsäuren. Mittelkettige Triglyceride werden von den Mukosazellen des Darmes auch bei völligem Fehlen der Pankreaslipase und bei Ausbleiben der Gallenfunktion als ganzes Molekül resorbiert (21). Sie werden wie andere Triglyceride verstoffwechselt und sind auch als Lebensmittelbestandteile zulässig. Die galenischen Eigenschaften der Tropflösung, insbesondere die Viskosität mit $\eta \cong 30$ mPa·s, die Dichte $\rho \cong 0,95$ g/ml und die Oberflächenspannung als die für das Tropfverhalten wichtigen Größen, werden wesentlich durch die Mittelkettigen Triglyceride bestimmt. Die Sättigungskonzentration der als Antioxidans zugesetzten Palmitoylascorbinsäure in Mittelkettigen Triglyceriden liegt zwischen 0,05 und 0,1 %. Palmitoylascorbinsäure verändert Aussehen, Viskosität und Dichte gegenüber Mittelkettigen Triglyceriden praktisch nicht.

Herstellungstechnik und Abfüllung

Lösungen zum Einnehmen werden nach Volumen dosiert und sind deshalb so herzustellen, dass der Wirkstoff volumenbezogen enthalten ist (22), vgl. Allgemeine Hinweise **I.11.** In Kenntnis der Dichte werden Ölige Dronabinol-Tropfen 25 mg/ml massebezogen hergestellt.

Galenische Schwierigkeiten bei Herstellung der Öligen Dronabinol-Tropfen 25 mg/ml sind die Einwaage und Lösung des Wirkstoffes sowie die richtige Verpackung einschließlich Dosiereinrichtung und Kindersicherung. Vor Entnahme für den Rezepturansatz muss das Dronabinol durch Erwärmung verflüssigt werden. Die harzige Masse lässt sich im kalten Zustand nicht aus dem Vorratsbehältnis entnehmen. Typischerweise reicht Erwärmung bei 70 °C für 5 min aus. Um Palmitoylascorbinsäure in Mittelkettigen Triglyceriden zu lösen, wird eine höhere Temperatur von 85 °C benötigt. Wird die Trägerlösung erst für den An-

22.8.	Ölige Dronabinol-Tropfen 25 mg/ml

satz hergestellt, kann sie noch warm verwendet werden. Bei der Erwärmung auf dem Wasserbad ist es schwierig, Dronabinol bzw. den Ansatz vor Wasser und Wasserdampf zu schützen. Bei der Erwärmung in der Mikrowelle lässt sich die Erwärmung bei Kleinansätzen nur schlecht steuern und begrenzen. Zu empfehlen sind eine elektrische Heizplatte oder ein Trockenschrank und ein Infrarot-Thermometer zur Temperaturkontrolle.

Ölige Dronabinol-Tropfen 25 mg/ml werden vorzugsweise nach Volumen dosiert. Die Lösung lässt sich mithilfe graduierter Kolbenpipetten volumengenau abmessen und anwenden. Die Steckeinsätze der Kolbenpipetten erlauben das Aufziehen kopfüber aus der Flasche. Zur Verwendung bei öligem Inhalt s. Allgemeine Hinweise **I.11.3.1.** Hieraus ergibt sich u. a. der Kennzeichnungshinweis, die Flasche nicht unnötig zu schütteln. In Kombination mit den Steckeinsätzen für Kolbenpipetten und mit den Tropfeinsätzen stehen kindergesicherte Schraubkappen zur Verfügung, vgl. Allgemeine Hinweise **I.2.2.2.** und Bezugsquellennachweis **III.3**.

Bei Verwendung der Dosierpumpe 0,035 ml/Hub kann bei Bedarf als zusätzliches Schutzbehältnis zur Kindersicherung eine ausreichend große Vierkantflasche GL 40 aus Polyethylen mit Druck-Dreh-Verschluss verwendet werden, s. Bezugsquellennachweis **III.3**.

In der Flasche mit Steckeinsatz für die Kolbenpipette bzw. mit der Dosierpumpe 0,035 ml/Hub kann ein Restvolumen zurückbleiben, das sich nicht ohne Weiteres bestimmungsgemäß entnehmen lässt. Es liegt unter 0,5 ml. Eine definierte ausgleichende Überfüllung ist zurzeit nicht vorgeschrieben.

Nur in Ausnahmefällen soll die tropfenweise Dosierung erfolgen. Die Tropfeinrichtung muss sicherstellen:

- Verträglichkeit mit der Zubereitung,
- einwandfreie Tropfenbildung bei jedem Füllungsgrad der Flasche,
- eine nicht zu schnelle und nicht zu langsame Tropfgeschwindigkeit zwischen 1 und 2 Tropfen/s,
- Einhaltung der experimentell ermittelten Tropfenzahl.

Deshalb ist besondere Sorgfalt auf die Auswahl und Kontrolle des Senkrechttropfers zu verwenden (23). Geeignete Tropfermonturen sind erhältlich, wenn auch mit unterschiedlicher Spezifikation hinsichtlich der Tropfenzahl, s. Bezugsquellennachweis **III.3**. Im Prinzip kann die Richtigkeit der Dosierung als Inprozess- beziehungsweise Endproduktprüfung durch Differenzwägung der Tropfflasche vor und nach Entnahme einer bestimmten Tropfenzahl auf einer Feinwaage („Analysenwaage") ermittelt werden. Allerdings ist es aufwändig, die (z. B. in das zur Herstellung verwendete Becherglas) herausgetropfte Lösung zurückzufüllen. Einfacher ist deshalb die stichprobenartige Prüfung eines Tropfeinsatzes aus dem Gebinde gleichartiger Tropfermonturen unter Verwendung

| Ölige Dronabinol-Tropfen 25 mg/ml | 22.8. |

Mittelkettiger Triglyceride als Prüfflüssigkeit. Sie hat als flüssiger Träger der Dronabinol-Tropfen annähernd das gleiche Tropfverhalten wie diese.

Die Flaschengröße darf bei der Tropfendosierung 30 ml nicht übersteigen, s. Allgemeine Hinweise **I.11.3.1.** Temperatureffekte können die Tropfgeschwindigkeit bei der öligen Lösung stärker beeinflussen als bei wässrigen Tropfflüssigkeiten.

Konservierung

Als wasserfreie Zubereitung sind Ölige Dronabinol-Tropfen 25 mg/ml mikrobiell nicht anfällig.

Stabilität

Dronabinol ist oxidationsempfindlich (1, 2, 24) und zeigt innerhalb weniger Monate in Zubereitungen nennenswerte Zersetzung. Wegen hoher Photoempfindlichkeit der Lösung (24) ist Lichtschutz außerordentlich wichtig. Der Zusatz von Palmitoylascorbinsäure als Antioxidans verbessert die Stabilität der Öligen Dronabinol-Tropfen 25 mg/ml. Im Gegensatz zu vegetabilen Ölen (15, 20), von denen bei beginnendem Fettverderb ein prooxidativer Effekt auf das Dronabinol zu befürchten ist, sind Mittelkettige Triglyceride als gesättigte Triacylglycerol-Verbindung nicht oxidationsanfällig. Andererseits enthalten pflanzliche Öle natürliche Antioxidanzien.

Historie

Im Februar 1998 wurde Dronabinol in die Anlage 3 des Betäubungsmittelgesetzes (BtMG) aufgenommen und ist seither verkehrsfähig und verschreibungsfähig. Ölige Dronabinol-Tropfen wurden 2001 im NRF beschrieben. Mit der Überarbeitung 2012 wurde die massebezogene Konzentration (25 mg/g) in die geringfügig höhere volumenbezogene Konzentration geändert (25 mg/ml). Als weitere Änderung wurde Palmitoylascorbinsäure als Antioxidans zur Stabilisierung des oxidationsanfälligen Wirkstoffes zugesetzt. Mit der Ergänzung 2013/1 wurde die Herstellung noch einmal modifiziert. Zur Ergänzung 2016/2 wurden Zusatzinformationen zu Verwendung der Kolbenpipette aufgenommen. Mit der Ergänzung 2017/1 wurde die Einwaage des Dronabinol besser praktikabel formuliert. Die Zubereitung aus den Einzelbestandteilen wurde gestrichen, weil der Träger bereits als Stammzubereitung **S.45.** beschrieben ist und die Herstellung als Ein-Topf-Ansatz nicht zu empfehlen ist.

| 22.8. | Ölige Dronabinol-Tropfen 25 mg/ml |

Literatur

1. Kleiber, D., Kovar, K.-A., Auswirkungen des Cannabiskonsums, Wissenschaftliche Verlagsgesellschaft, Stuttgart 1998.
2. N. N., Monographie: Cannabis. In: von Bruchhausen, F., et al. (Hrsg.), Hagers Handbuch der Pharmazeutischen Praxis, Band 9, 5. Auflage, Springer Verlag, Berlin u. a. Orte 1994, S. 640–655.
3. Grotenhermen, F., Cannabis und Cannabinoide, Verlag Hans Huber, Bern 2001.
4. Grotenhermen, F., Hanf und Hanfprodukte in der Medizin, Internist. Prax. 39 (1999) 385–396.
5. Martin, B. R., Cone, E. J., Chemistry and pharmacology of cannabis. In: Kalant, H., et al. (Hrsg.), The health effects of cannabis, Centre for Addiction and Mental Health, Toronto 1999, S. 19–68.
6. Beardsley, P. M., Kelly, T. H., Acute effects of cannabis on human behavior and central nervous System functions. In: Kalant, H., Corrgall, W., Hall, W., Smart, R. G. (Hrsg.), The health effects of cannabis, Centre for Addiction and Mental Health, Toronto 1999, S. 127–169.
7. Hartel, C. R., Therapeutic uses of cannabis and cannabinoids. In: Kalant, H., et al. (Hrsg.), The health effects of cannabis, Centre for Addiction and Mental Health, Toronto 1999, S. 459–474.
8. Marxer, N., Cannabinoide – Gravierende Nebenwirkungen limitieren den Einsatz, Pharm. Ztg. 146 (2001) 2918–2919.
9. Rommelspacher, H., Cannabis. Als Arzneimittel nur von geringem therapeutischen Nutzen, Dt. Ärzteblatt 97 (2000) 2596–2598.
10. N. N., Monographie: Dronabinol. In: Sweetman, S. C. (Hrsg.), Martindale – The complete drug reference, 36th Edition, Pharmaceutical Press, London 2009, S. 1728.
11. Information der FDA zu Marinol®, www.fda.gov/ohrms/dockets/dockets/05n0479/05N-0479-emc0004-04.pdf. Lesedatum: 10.04.2017.
12. Mack, B., Cannabinoide zur Behandlung MS-bedingter Spastik, DAZ 144 (2004) 43–44.
13. Bruhn, C., Dronabinol – der Wirkstoff im Hanf, Dtsch. Apoth. Ztg. 142 (2002) 3057–3063.
14. Svendsen, K. B., Jensen, T. S., Bach, F. W., Does the cannabinoid dronabinol reduce central pain in multiple sclerosis? Randomised double blind placebo controlled crossover trial, BMJ 329 (2004) 253–257.
15. Uhlenbrock, S., Langebrake, C., Cannabis sativa – Von der Hippie-Droge zum Medikament für Schwerkranke, Pharm. Ztg. 147 (2002) 2270–2278.
16. THC-Pharm, Dosierungshinweise, www.thc-pharm.de/aerzte.php. Lesedatum: 10.04.2017.
17. Täschner, K.-L., Drogen und Straßenverkehr, Dtsch. Apoth. Ztg. 134 (1994) 3299–3305.

Ölige Dronabinol-Tropfen 25 mg/ml | 22.8.

18. Bielenberg, J., Wechselwirkungen zwischen Cannabis-Inhaltsstoffen und Arzneimitteln, PZ-Prisma 6 (1999) 42–47.
19. Bundesinstitut für gesundheitlichen Verbraucherschutz (BgVV), BgVV empfiehlt Richtwerte für THC (Tetrahydrocannabinol) in hanfhaltigen Lebensmitteln, Pressedienst-Information 07/2000 vom 16.03.2000, www.bfr.bund.de/de/presseinformation/2000/07/bgvv_empfiehlt_richtwerte_fuer_thc__tetrahydrocannabinol__in_hanfhaltigen_lebensmitteln-884.html. Lesedatum: 10.04.2017.
20. Steup, C., Hartinger, J., Information zu Betäubungsmitteln für Apotheker und Ärzte – Dronabinol, Information der Firma THC Pharm GmbH, Frankfurt am Main, Stand 04/2012.
21. Nürnberg, E., Neubeck, M., Monographie: Triglyceride, Mittelkettige. In: Bracher, F., et al. (Hrsg.), Arzneibuch-Kommentar. Wissenschaftliche Erläuterungen zum Europäischen und Deutschen Arzneibuch, 23. Lieferung 2006, Wissenschaftliche Verlagsgesellschaft, Stuttgart/Govi-Verlag Pharmazeutischer Verlag, Eschborn.
22. Reimann, H., Nach Gewicht hergestellt, nach Volumen dosiert, Pharm. Ztg. 142 (1997) 3214–3218.
23. Reimann, H., Blume, H., Dosierung von oralen Liquida, Pharm. Ztg. 138 (1993) 594–604.
24. Fairbairn, J. W., et al., The stability of cannabis and its preparations on storage, J. Pharm. Pharmacol. 28 (1976) 1–7.

Herstellungsprotokoll/Prüfprotokoll:	Herstellungsanweisung/Prüfanweisung:
Ölige Dronabinol-Tropfen 25 mg/ml	**NRF 22.8.**
Menge [ml]: 20 ml	Herstellnr.:
Name des Patienten/Arztes: XXXXXX / Dr. Franz Schmerz	

Bestandteile

Bestandteile	Prüfnummer
Dronabinol	0000140386
Palmitoylascorbinsäurehaltige Mittelkettige Triglyceride (NRF S.45.)	0000129880

Herstellungsplanung

Arbeitsplatz:	Vorbereitung nach:	☒ Hygieneplan	○ interne SOP	
	○ andere:			
Verfahren:	☒ Becherglas	○ Trockenschrank		
	☒ anderes: Föhn			
Behältnis:	☒ Braunglasflasche mit Kindersicherung			
	○ anderes:		Prüfnummer:	105274
Entnahmehilfe:	○ Kolbenpipette	○ Dosierpumpe	☒ Tropfer	
	○ andere:		Prüfnummer:	127359
Arbeitssicherheit:	☒ BAK-Rezepturstandard:		○ interne SOP	
Einwaagekorrektur:	$f_{(Dronabinol)}$.			

Herstellung

Masse Ansatzgefäß [g]: 19 g ≙ 20 ml

Bestandteile	Menge [g]	Abweichung [g]	Waagen-typ	Wäge-modus	Waagenanzeige Soll [g]	Waagenanzeige Ist [g]
Dronabinol	0,5		Analysenwaage		0,5	0,499
Palmitoylascorbinsäureh. Mittelkettige Triglyceride	ad 19,0		Rezepturwaage		ad 19,0	ad 19,02
				Masse Ansatz [g]:	19,0	19,02

Inprozessprüfungen/Beobachtungen:

- das zähe Dronabinol wird unter Erwärmen (Föhn) flüssig
- Mischung Dronabinol in Miglyol ist hellgelb und klar ohne Schlieren
- die abgekühlte Lösung ist klar und dickflüssig

Herstellungsprotokoll/Prüfprotokoll:	Herstellungsanweisung/Prüfanweisung:
Ölige Dronabinol-Tropfen 25 mg/ml	**NRF 22.8.**
Menge [ml]: 20 ml	Herstellnr.:
Name des Patienten/Arztes: XXXXXX / Dr. Franz Schmerz	

Anlage: ☒ Rezeptkopie ○ Etikettkopie ○ andere:

Herstellungsdatum: 08.01.2020

Enddatum der Aufbrauchsfrist: 08.07.2020

Bestätigung der Herstellungsanweisung:
(Kann bei Wiederholung identischer Herstellungen entfallen.)

M. Fröhlich
Unterschrift Apotheker/in bzw. Vertretung

Ausführung der Planung und Herstellung:

M. Meier
Unterschrift Herstellende/r

Freigabeprüfungen
Kap. I.2.10.

Die Lösung ist klar, hell und dickflüssig.
mit kindergesicherter Schraubkappe → Funktion ok

Freigabe: 08.01.20 M. Fröhlich
Datum und Unterschrift Apotheker/in bzw. Vertretung

Etikett

Herr XXX XXX	**Ölige Dronabinol-Tropfen 25 mg/ml**
	(NRF 22.8.)
	Dronabinol 0,50 g
2-mal täglich 10 Tropfen auf etwas Brot einnehmen.	Palmitoylascorbinsäurehaltige Mittelkettige Triglyceride zu 19,0 g
Hergestellt am: 08.01.2020	
Verwendbar bis: 08.07.2020	Inhalt: 20 ml
	1 Tropfen enthält 0,88 mg Dronabinol
	Flasche beim Tropfen senkrecht halten
Sonnen-Apotheke Inh. Max Fröhlich	Für Kinder unzugänglich aufbewahren!
Hauptstr. 33, 12345 Musterstadt	Flasche stehend und nicht im Kühlschrank
Tel.: 0123/4567	lagern

Taxation

Substanzen und Gefäß werden mit EK + 90 % berechnet. Die Einkaufspreise werden der Hilfstaxe für Apotheken oder der Lauer-Taxe entnommen.

Der Arbeitspreis beträgt 6,00 Euro (Anfertigung einer Lösung unter Anwendung von Wärme bis 300 g).

Da es sich bei dieser Rezeptur um ein Betäubungsmittel handelt, werden auf das Rezept der taxierte Preis der Rezeptur und die BtM-Gebühr in Höhe von 4,26 Euro gedruckt.

Dronabinol 500 mg	323,00 Euro
Mittelkettige Triglyceride	1,35 Euro
Palmitoylascorbinsäure	0,06 Euro
Tropfflasche 30 ml	0,57 Euro
Senkrechttropfer mit Kindersicherung	0,95 Euro
Arbeitspreis	6,00 Euro
Festzuschlag	8,35 Euro
	340,28 Euro
19 % Mwst.	64,65 Euro
	404,93 Euro

Abbildungen:

Rezept Ölige Dronabinol-Tropfen 25 mg/ml (NRF 22.8.) 20 ml
Plausibilitätsprüfung für Dronabinol-Rezepturen: Bionorica ethics, Neumarkt
Monographie Ölige Dronabinol-Tropfen 25 mg/ml (NRF 22.8.): DAC/NRF, Avoxa–Mediengruppe Deutscher Apotheker GmbH, Eschborn
Arbeitsvorlage Herstellungsprotokoll/Prüfprotokoll Ölige Dronabinol-Topfen 25 mg/ml: Bionorica ethics, Neumarkt

Herstellung von Arzneimitteln – Defekturen

Salicylsäure-Öl 5 % (NRF 11.44.)

Eine Form der Defekturherstellung ist die verlängerte Rezeptur. Hierbei handelt es sich um im Voraus hergestellte Arzneimittel aufgrund nachweislich häufiger ärztlicher oder zahnärztlicher Verordnung, die keiner Zulassung bedürfen. Am Tag dürfen bis zu 100 abgebefähige Packungen hergestellt werden (Hunderter-Regel).

Die Hautarztpraxis in der Nachbarschaft verordnet häufig das 5-prozentige Salicylsäure-Öl. In diesem Fall bietet sich die Herstellung als verlängerte Rezeptur an. Das 5-prozentige Salicylsäure-Öl ist apothekenpflichtig. Es kann für Erwachsene zulasten der gesetzlichen Krankenversicherung verordnet werden (Anlage I zum Abschnitt F der Arzneimittel-Richtlinie: Salicylsäurehaltige Zubereitungen (mind. 2 % Salicylsäure) in der Dermatotherapie als Teil der Behandlung der Psoriasis und hyperkeratotischer Ekzeme).

Es werden sowohl 50 g als auch 100 g verordnet bzw. verlangt. Hergestellt werden 1000 g. Je nach Bedarf unterscheidet sich die Anzahl abgefüllter kleiner und großer Flaschen.

Herstellungsdatum: 17.01.2020.

Menge: 1000,0 g.

Abgabegefäß: Glasflaschen mit Pipette 50 ml und 100 ml.

Indikation und Wirkweise

Salicylsäure wirkt in topischen Zubereitungen keratolytisch, antiphlogistisch, antimikrobiell und fungizid. Die Konzentration in Fertigarzneimitteln und Rezepturen zur Anwendung auf der Haut und Kopfhaut kann bis zu 20 % betragen. Indikationen sind unter anderem:

- Erweichen bzw. Abschälen starker Verhornungen (Hühneraugen, Schwielen) und Warzen,
- Lösen von Schuppen bei Psoriasis,
- Ichthyosis (Verhornungsstörungen der Haut),
- Akne und unreine Haut, seborrhoisches Ekzem.

Das 5-prozentige Salicylsäure-Öl wird vor allem wegen der keratolytischen Wirkung bei Kopfschuppen und Psoriasis vulgaris an der behaarten Kopfhaut eingesetzt.

Bei entzündlichen und stark juckenden Dermatosen wird zusätzlich mit einem Glucocorticoid behandelt. Zur Anwendung auf der Kopfhaut wird es vorzugsweise als Lösung oder Schaum eingesetzt.

Octyldodecanol ist ein Fettalkohol und dient als Grundlage. Es hat ein gutes Spreitungsvermögen, ist oxidationsstabil und hydrolysebeständig. Pflanzliche Öle würden schneller verderben und in flüssigem Paraffin löst sich die Salicylsäure nicht so gut.

Plausibilitätsprüfung

Siehe auch NRF 11.44.

Es handelt sich bei dieser verlängerten Rezeptur um eine NRF-Rezeptur. Die Zusammensetzung ist plausibel, die Kompatibilität und Stabilität der Wirkstoffe ist gewährleistet.
Die individuelle Plausibilität ist zu prüfen, wenn ein Kunde das Salicylsäure-Öl im Rahmen der Selbstmedikation verlangt oder vom Arzt verordnet bekommen hat.

→ **Die Rezeptur ist plausibel und kann hergestellt werden.**

Herstellungsanweisung

Siehe auch NRF 11.44.

1000 g enthalten:

Salicylsäure	50,0 g
Octyldodecanol	zu 1000,0 g

Vorbereitung des Arbeitsplatzes nach Hygieneplan, Desinfektion mit Isopropanol 70 %.
Personenschutz: Handschuhe, Atemschutz, Schutzbrille.

- In ein tariertes Becherglas werden auf der Rezepturwaage Salicylsäure und Octyldodecanol eingewogen.
- Auf dem Magnetrührer wird Salicylsäure unter Erwärmen in der Grundlage gelöst.
    - Inprozesskontrolle: Die Temperatur beim Rühren beträgt 65–75 °C. Die Lösung ist farblos und viskos. Es sind keine Salicylsäurepartikel mehr erkennbar.

Die fertige Lösung wird sofort in Glasflaschen mit Pipettenmontur abgefüllt.

Herstellungs- und Prüfanweisung Defekturarzneimittel

Bezeichnung des Arzneimittels: Salicylsäure-Öl 5 % (NRF 11.44.)   Kurzname: Sal. Öl 5 %

Hygienestandards einhalten

Arbeitsplatz/Geräte/Raum
- Arbeitsfläche der Rezeptur mind. 1 x täglich, sowie vor jeder Herstellung desinfizieren mit
  - ☒ Isopropanol 70 % (V/V)
  - ☐ _____
- Geräte (Waagen, Wasserbad, Rührsysteme etc.) und Raum regelmäßig reinigen und ggf. desinfizieren gemäß Hygieneplan
- produktberührende Geräte/-teile vor jedem Gebrauch desinfizieren mit Isopropanol 70 % (V/V)

Personalhygiene
- vor jeder Herstellung Hände waschen und desinfizieren (chirurgische Händedesinfektion)
- sauberen, geschlossenen, langärmeligen Rezepturkittel tragen
- lange Haare zurückbinden (ggf. abdecken)
- Schmuck ablegen

Im Besonderen

Herstellung planen und vorbereiten

Herstellungsort Rezeptur

Ausgangsstoffe nach Art und Menge
- Salicylsäure   50,0   g
- Octyldodecanol   950,0   g
- _____   g
- _____   g
- _____   g
- _____   g

Zeitplanung
Ungestörtes Arbeiten garantieren für den Zeitraum der Herstellung

Waagenauswahl
von 0,5 g bis 2200 g Waage Rez (d = 0,01)
von ___ g bis ___ g Waage ___ (d = ___)
ggf. Einwaagekorrektur vornehmen

Ausgangsstoffe
geprüfte und freigegebene Stoffe bereitstellen

Herstellungsgeräte und Packmittel vorbereiten und bereitstellen
- ☐ Automat. Rührsystem inkl. Zubehör
- ☐ Reibschale mit Pistill ☐ Fantaschale mit Pistill
- ☒ Becherglas ☐ Wägegläschen ☒ Löffel ☐ Spatel
- ☐ Spatelschlitten ☐ Kartenblätter ☒ Glasstab
- ☐ Wasserbad ☒ Thermometer ☐ Packmittel
- ☒ **Magnetrührer**

Arbeitsschutzmaßnahmen
☒ Handschuhe ☒ Atemschutzmaske ☒ Schutzbrille

Dokumentation
Herstellungsprotokoll vorbereiten und bereitstellen

Arzneimittel herstellen

Dokumentation herstellungsbegleitend auf dem Herstellungsprotokoll

Herstellungstechnik/Herstellungsschritte einschließlich Sollwerte

In ein tariertes Becherglas Salicylsäure und Octyldodecanol einwiegen. Salicylsäure auf dem Magnetrührer unter Erwärmen lösen. Temperatur beim Lösen 65-75°C.
Fertige Lösung sofort in 50 bzw. 100 ml-Glasflaschen abfüllen und mit passenden Pipetten verschließen.

Vorratsgefäße sind zur Vermeidung von Kreuzkontaminationen nach jeder einzelnen Entnahme zu verschließen

Herstellung von Arzneimitteln – Defekturen

Inprozesskontrollen durchführen

Dokumentation herstellungsbegleitend auf dem Herstellungsprotokoll

Inprozesskontrollen einschließlich Sollwerte (soweit durchführbar)

Einwaagen 4-Augen-Prinzip
Temperatur beim Lösen 65-75°C
Lösung farblos und viskos
Lösung frei von ungelösten Rückständen

Zubereitung abfüllen

Menge pro Packungseinheit 50 g / 100 g

Zubereitung sauber abfüllen und verschließen in

- ☐ Spenderdosen ☐ Tuben
- ☐ Kruken ☐ Medizingläser braun
- ☐ Tropfflaschen ☒ Pipettenflaschen
- ☐ Weithalsgläser ☐ Enghalsgläser
- ☐

Zusätzlich beifügen
- ☐ Umkartons ☐ Spatel ☐ Dosierhilfen
- ☐

Gefäß etikettieren

Kennzeichnung der Behältnisse und ggf. der äußeren Umhüllung nach § 10 AMG

☒ siehe aufgeklebtes/angeheftetes Musteretikett

☐ Mindestangaben*: Name und Anschrift der herstellenden Apotheke, Bezeichnung des Arzneimittels, Stärke, Darreichungsform, zur Anwendung für
☐ Säuglinge ☐ Kinder ☐ Erwachsene, Chargenbezeichnung, Herstellungsdatum, Inhalt nach
☒ Gewicht ☐ Rauminhalt ☐ Stückzahl, Art der Anwendung, Wirkstoffe nach Art und Menge, sonstige Bestandteile nach Art, Aufbewahrung für Kinder unzugänglich,
Verfall- bzw. Nachprüfdatum:
☐ Tage ☐ Wochen ☐ Monate ☐ Jahre
_____ nach Herstellungsdatum

☐ Zulassungs-/Registrierungsnummer _____
☐ verschreibungspflichtig
☒ apothekenpflichtig
☒ Verwendungszweck (wenn nicht verschreibungspflichtig) zum Auftragen auf die Kopfhaut

☒ Lagerungsbedingungen Raumtemperatur (< 25°C)
☒ Vorsichtsmaßnahmen
nicht in Kontakt mit den Augen bringen

*für spezielle Arzneimittel (Parenteralia, Homöopathika, gentechnologisch gewonnene Arzneimittel usw.) können abweichende Anforderungen gelten, siehe § 10 AMG.

Endprüfung

Dokumentation und nachfolgende Freigabe auf dem Prüfprotokoll

Art der Prüfung/Prüfmethode/Probenahme einschließlich Soll- oder Grenzwerte

Aussehen der Lösung: farblos, viskos, ohne ungelöste Rückstände

Brechungsindex: 1,453-1,459

Dichte: 0,85-0,97 g/ml
Bestimmung mit einem 25 ml-Messkolben
Berechnung: (Gewicht voller Kolben - Gewicht leerer Kolben) : 25 ml

Salicylat-Nachweis: Violettfärbung
1 g Prüflösung + 10 ml Ethanol +
2 Tr. 1 %ige Eisen(III)-chlorid-Lösung
(mit ger. Wasser frisch hergestellt)

Freigabe zum Inverkehrbringen des Arzneimittels im Sinne von § 4 Abs. 17 AMG durch Unterschrift des freigebenden Apothekers auf dem Herstellungsprotokoll

Herstellungsanweisung gültig ab 21.08.2018

Unterschrift Apotheker _M. Fröhlich_

Datum, Stempel der Apotheke

Sonnen-Apotheke
Inh. Max Fröhlich
Hauptstr. 33
12345 Musterstadt

Dermatika, Hautantiseptika	
11.	44.

Salicylsäure-Öl 2 % / 5 % / 10 % (NRF 11.44.)

Wirkstoff	1 g enthält 20 mg, 50 mg oder 100 mg Salicylsäure
Sonstige Bestandteile	Octyldodecanol, Raffiniertes Rizinusöl (nur bei 10 % Salicylsäure)
Darreichungsform	Lösung zur Anwendung auf der Haut

Anwendung

Als Keratolytikum.

Herstellung

Hinweis:

Für Salicylsäure kann aufgrund der Arzneibuchspezifikation eine Einwaagekorrektur erforderlich sein, s. Allgemeine Hinweise **I.2.1.1.** und DAC/NRF-Tools.

Bestandteile

100 g Zubereitung enthalten:

	2 %	5 %	10 %
Salicylsäure	2,0 g	5,0 g	10,0 g
Raffiniertes Rizinusöl	–	–	60,0 g
Octyldodecanol	zu 100,0 g	zu 100,0 g	zu 100,0 g

Packmittel

Entsprechend der Dichte der Zubereitung, s. Abschnitt „Chemische, physikalische und galenische Eigenschaften", ist das Packmittel ausreichend groß zu wählen.

- Braunglasflasche mit Kolbenpipette mit Steckeinsatz
- Rundflasche aus Polyethylen mit olivenförmigem Tropfeinsatz und Verschlusskappe
- Rundflasche aus Polyethylen mit Spritzeinsatz und Verschlusskappe

S. Bezugsquellennachweis **III.3.**

| 11.44. | Salicylsäure-Öl 2% / 5% / 10% |

Zubereitung

In einem mit Glasstab tarierten Becherglas wird Salicylsäure in Octyldodecanol bzw. der Mischung von Octyldodecanol und Rizinusöl unter Erwärmen und Rühren gelöst.

Inprozessprüfung: Die Temperatur beim Rühren soll zwischen 65 und 75 °C liegen. Die 2- und 5-prozentigen Lösungen müssen farblos aussehen und viskos sein. Die 10-prozentige Lösung muss schwach gelb aussehen und dickflüssig sein. Die Lösung muss frei von ungelösten Rückständen sein.

Abfüllung

Die Lösung wird unmittelbar nach der Zubereitung abgefüllt.

Kennzeichnung

Auf dem Behältnis werden mindestens die Kennzeichnung gemäß Apothekenbetriebsordnung sowie Bezeichnung und Ziffer der NRF-Vorschrift angebracht. Folgende Angaben sind einzubeziehen:

- individuelle Gebrauchsanweisung, z. B.: „1- bis 2-mal täglich auf die betroffene Stelle der Kopfhaut auftragen"/„Zur Nacht auf die behaarte Kopfhaut auftragen, morgens mit Shampoo auswaschen",
- „Nicht in Kontakt mit den Augen bringen",
- „Verwendbar bis …" (Enddatum der Aufbrauchsfrist, s. Abschnitt „Haltbarkeit").

Haltbarkeit

Aufbrauchsfrist: Glasflasche: 6 Monate; Kunststoffflasche: 6 Monate.

Laufzeit: Glasflasche: 3 Jahre; Kunststoffflasche: 6 Monate.

Freigabeprüfung

Die Freigabeprüfung ist unter Berücksichtigung des Kapitels **I.2.10.** auszuführen.

Sensorische Prüfung

In Glasflasche: Aussehen ohne Öffnung des Behältnisses: klar, hell, dickflüssig.

In Kunststoffflasche: Aussehen unter Öffnung des Behältnisses: farblos, bei Salicylsäure-Öl 10% schwach gelb, dickflüssig.

Beachten Sie den Hinweis auf „Allgemeine Monographien" auf Seite B der Ph. Eur.

Salicylsäure-Öl 2% / 5% / 10% — **11.44.**

Information und Beratung

Wirkung und Indikation

Salicylsäure hat konzentrationsabhängig eine ausgeprägte keratolytische Wirkung sowie antiinflammatorische, fungizide und antibakterielle Eigenschaften (1, 2, 3, 4). Salicylsäure penetriert ausschließlich in der Säureform in die Haut.

Salicylsäure-Öle sind unter anderem indiziert bei (1, 2, 3, 4, 5, 6):

- Kopfschuppen,
- isolierten Formen der Psoriasis vulgaris an der behaarten Kopfhaut (Psoriasis capitis),
- Ichthyosen und Verhornungsstörungen.

Salicylsäure kann die Behandlung einer entzündlichen und stark juckenden Dermatose mit einem Glucocorticoid unterstützen (s. Vorschriften **11.39.**, **11.134.** und **11.140.**).

Anwendung und Dosierung

Salicylsäure-Öl wird ein- bis zweimal täglich auf die betroffenen Hautstellen aufgetragen (2).

Bei fest haftenden Kopfschuppen wird Salicylsäure-Öl 10% als Ölkappe angewendet. Das Öl wird dabei über mehrere Tage vorzugsweise zur Nacht gleichmäßig auf die Kopfhaut aufgetragen und einmassiert und mit einer Folie oder Badekappe (Einmalduschhaube, eventuell zur Fixierung elastischer Strumpfverband) abgedeckt. Am nächsten Morgen wird das Öl mit einem Shampoo ausgewaschen. Durch Tensidzusatz leichter abwaschbare Salicylsäure-Öle entsprechender Konzentration sind in Vorschrift **11.85.** monographiert.

Unerwünschte Wirkungen und Anwendungsbeschränkungen

Besondere Vorsicht ist bei großflächiger Anwendung bei Patienten mit Niereninsuffizienz geboten. Allergische Reaktionen, Dermatitiden und Salicylismus (Nierenschädigung, Verwirrtheitszustände), letzterer vor allem durch Resorption bei großflächiger Applikation, sind möglich (1, 2, 4). Aufgrund der starken Resorption sollte Salicylsäure als Ganzkörperbehandlung bei Ichthyosen nicht angewendet werden (7).

In der Schwangerschaft, in der Stillzeit und bei Kindern soll Salicylsäure-Öl 2% / 5% / 10% nur nach strenger Indikationsstellung kurzfristig (bis maximal eine Woche) und kleinflächig angewendet werden. Die Anwendung von Salicylsäure ist im Säuglingsalter kontraindiziert bzw. auf die Behandlung der Psoriasis beschränkt (2, 8). Die zu behandelnde Körperoberfläche soll in dem Fall weni-

| 11.44. | Salicylsäure-Öl 2 % / 5 % / 10 % |

ger als 5 % (8) bzw. möglichst maximal 1 – 2 % betragen, und die Konzentration ist auf unter 2 % zu begrenzen.

Salicylsäure-Öl 2 % / 5 % / 10 % darf nicht angewendet werden bei bekannter Überempfindlichkeit gegen einen oder mehrere Bestandteile der Zubereitung.

Pharmazeutische Erläuterungen

Chemische, physikalische und galenische Eigenschaften

Salicylsäure ist eine phenolische Carbonsäure (Orthohydroxybenzoesäure), die in Ethanol leicht löslich, in Glycerol wenig und in Wasser von 20 °C schwer löslich (1) ist. Die Löslichkeit von Salicylsäure in flüssigen Lipiden ist je nach deren Polarität unterschiedlich (1, 4, 9, 10): Rizinusöl 12 %, Octyldodecanol 8 %, Mittelkettige Triglyceride 4,8 %, Raffiniertes Erdnussöl 2,5 %, Olivenöl 2,5 %, Dickflüssiges Paraffin weniger als 0,1 %.

Das in der Vorschrift verwendete Octyldodecanol ist ein verzweigtkettiger Fettalkohol. Die klare, fast farblose, viskose Flüssigkeit ist oxidationsstabil und hydrolysebeständig. Sie besitzt ein gutes Spreitungsvermögen und ein höheres Lösevermögen für Wirkstoffe als flüssige Paraffine (11). Rizinusöl gilt im Vergleich zu anderen pflanzlichen Ölen als vergleichsweise stabil. Pflanzliche Öle haben prinzipiell den Nachteil des raschen Verderbs.

Salicylsäure-Öle 2 % / 5 % / 10 % haben etwa die Dichte $\rho = 0{,}85\,g/mL$ bis $0{,}95\,g/mL$.

Herstellungstechnik und Abfüllung

Da die Salicylsäure-Löslichkeit in Octyldodecanol mit 8 % begrenzt ist, enthält das Salicylsäure-Öl 10 % eine Mischung aus Octyldodecanol und Raffiniertem Rizinusöl. Weitere Rezepturformeln für Salicylsäure-Öle sind publiziert (12, 13).

Als Packmittel und Applikationshilfe kommen praktisch nur Glasflaschen in Kombination mit einer Kolbenpipette aus Kunststoff und Steckeinsatz oder Kunststoffflaschen mit olivenförmigem Tropfeinsatz oder Spritzaufsatz infrage (s. Bezugsquellennachweis **III.3.**). Pipettenmonturen aus ölresistentem Nitrilkautschuk zeigten bei längerem Kontakt mit dem Öl Veränderungen und Elution von Bestandteilen des Pipettensaugers. Bei der Auswahl der Flasche ist die niedrige Dichte der Lösung zu berücksichtigen. Deshalb können z. B. 50 g nicht in eine 50-mL-Glasflasche abgefüllt werden. Die Kunststoffflaschen haben ein größeres Fassungsvermögen.

| Salicylsäure-Öl 2% / 5% / 10% | 11.44. |

Konservierung

Die Salicylsäure-Öle 2% / 5% / 10% enthalten keinen Konservierungsstoff. Sie sind als wasserfreie Zubereitungen und durch die antimikrobielle Eigenschaft der Salicylsäure mikrobiell nicht anfällig.

Stabilität

Die Salicylsäure-Öle 2% / 5% / 10% werden bei Raumtemperatur aufbewahrt. Die Aufbewahrung im Kühlschrank kann bei höheren Konzentrationen zur Ausfällung von Salicylsäurekristallen führen (14). Beim zweiprozentigen Öl wurde keine Kristallisation im Kühlschrank beobachtet (15).

Die Migration von flüssigen Lipiden durch das Polyethylenmaterial der Kunststoffflasche sind nach längerer Lagerzeit möglich. Deshalb sind Aufbrauchsfrist und Laufzeit begrenzt.

Historie

Salicylsäure-Öle 2% / 5% / 10% wurden 1987 aufgenommen. Sie enthielten bei 2% Salicylsäure nur Mittelkettige Triglyceride und bei 5 und 10% Salicylsäure zusätzlich 25 beziehungsweise 70% Raffiniertes Rizinusöl. Bei weiteren Überarbeitungen wurde auf Mittelkettige Triglyceride verzichtet und Rizinusöl nur bei dem Salicylsäure-Öl 10% berücksichtigt. Für die Ergänzung 2019/1 wurde die Vorschrift redaktionell überarbeitet. Die Zusammensetzung blieb unverändert.

Literatur

1. Bracher, F., Neubeck, M., Monographie: Salicylsäure (57. Lieferung 2017). In: Bracher, F., et al. (Hrsg.), Arzneibuch-Kommentar. Wissenschaftliche Erläuterungen zum Europäischen und Deutschen Arzneibuch, Wissenschaftliche Verlagsgesellschaft, Stuttgart/Avoxa – Mediengruppe Deutscher Apotheker GmbH, Eschborn.
2. Kommission B 7 beim Bundesgesundheitsamt/Bundesinstitut für Arzneimittel und Medizinprodukte, Aufbereitungsmonographie: Salicylsäure zur topischen Anwendung, BAnz. Nr. 110 vom 19.06.1990.
3. Gloor, M., Keratolytische bzw. proteolytische Wirkstoffe und Grundlagenbestandteile. In: Gloor, M., Thoma, K., Fluhr, J. (Hrsg.), Dermatologische Externatherapie, Springer Verlag, Berlin, Heidelberg, New York 2000, S. 153–166.
4. Pfister-Wartha, A., Antiseptika. Kern, M., Antipsoriatika. Häckh, G., Schwarzmüller, E., Codex dermatologischer Wirkstoffe. Monographie: Salicylsäure. In: Niedner, R., Ziegenmeyer, J. (Hrsg.), Dermatika, Wissen-

| 11.44. | Salicylsäure-Öl 2 % / 5 % / 10 % |

schaftliche Verlagsgesellschaft, Stuttgart 1992, S. 113–114, 123–124, 448–450.
5. Nast, A., et al., Leitlinie der Deutschen Dermatologischen Gesellschaft, Therapie der Psoriasis vulgaris – Update, Stand: 10/2017, AWMF-Leitlinien-Register Nr. 013/001, Klassifikation S3, www.awmf.org. Lesedatum: 19.03.2019.
6. Steigleder, G. K., Therapie der Hautkrankheiten, 3. Auflage, Thieme-Verlag, Stuttgart 1986, S. 397.
7. Oji, V., et al., Leitlinie des Netzwerkes für Ichthyosen und verwandte Verhornungsstörungen NIRK in Zusammenarbeit mit der Selbsthilfe Ichthyose e. V., der Deutschen Dermatologischen Gesellschaft, Deutschen Gesellschaft für Kinder- und Jugendmedizin, Deutschen Gesellschaft für Humangenetik und Arbeitsgemeinschaft für Pädiatrische Dermatologie, Diagnostik und Therapie der Ichthyosen (Aktualisierung), Stand: 19.06.2016, AWMF-Leitlinien-Register Nr. 013/043, Klassifikation S1, www.awmf.org. Lesedatum: 19.03.2019.
8. Höger, P. H., Kinderdermatologie – Differentialdiagnostik und Therapie bei Kindern und Jugendlichen, 3. Auflage, Schattauer Verlag, Stuttgart, New York 2011, S. 13, 194.
9. Reimann, H., Salicylsäure-Öle: stabile Rezepturen?, Pharm. Ztg. 140 (1995) 2906–2907.
10. Horsch, W., et al., Beiträge zur Löslichkeit von Arzneistoffen in Salben und zum Verteilungsverhalten zwischen Lipoid- und Wasserphasen, Pharmazie 28 (1973) 669–673.
11. Nürnberg, E., Monographie: Octyldodecanol (27. Lieferung 2007). In: Bracher, F., et al. (Hrsg.), Arzneibuch-Kommentar. Wissenschaftliche Erläuterungen zum Europäischen und Deutschen Arzneibuch, Wissenschaftliche Verlagsgesellschaft, Stuttgart/Avoxa – Mediengruppe Deutscher Apotheker GmbH, Eschborn.
12. N. N., Monographie: Oleum Acidi salicylici 5 % SR. In: Institut für Arzneimittelwesen der DDR (Hrsg.), Standardrezepturen 1990 (SR 90). Für das Apothekenwesen bestimmte Ausgabe, 15. Auflage, VEB Verlag Volk und Gesundheit, Berlin 1990.
13. N. N., Monographie: Salicylsäure-Kopföl (10 %) NFA. In: Österreichische Apothekerkammer (Hrsg.), Neues Formularium Austriacum, 2. Auflage, Alanova-Verlag, Himberg-Pellendorf 2008.
14. Fischer, H., Reimann, H., Kristalle in Abwaschbarem Salicylsäure-Öl, Pharm. Ztg. 145 (2000) 1428–1429., www.pharmazeutische-zeitung.de/inhalt-18-2000/pharm3-18-2000/. Lesedatum: 19.03.2019.
15. Abdel-Tawab, M. et al., ZL-Untersuchung: Wie stabil ist Salicylsäure-Öl?, Pharm. Ztg. 160 (2015) 4094–4095, www.pharmazeutische-zeitung.de/ausgabe-52532015/wie-stabil-ist-salicylsaeure-oel/. Lesedatum: 19.03.2019.

Herstellungsprotokoll
für in der Apotheke hergestellte Rezeptur- oder Defekturarzneimittel

Herstellungsdatum	Kurzname Rezeptur/Defektur	Herstellende Person
17.01.2020	Salicylsäure-Öl 5 % (NRF 11.44.)	M. Meier

Hier ggf. Rezeptkopie einkleben, dann Charge direkt auf Rezeptkopie eintragen

Dokumentation Defektur	Dokumentation Rezeptur	
Chargengröße 1000 g	Name Patient/Kunde/Tierhalter	☒ Plausibilität und patientenindividuelle Eignung geprüft Kurzname der Prüfungsdokumentation
Chargenbezeichnung DS20200117	Ggf. Tierart	
	Verschreibender Arzt/Zahnarzt/Tierarzt	NRF 11.44.

Ausgangsstoffe	Soll-Einwaage	Chargen-/Prüfnummer	Ist-Einwaage	Namenszeichen
Salicylsäure	50 g		50,00 g	MM/AS
Octyldodecanol	ad 950,0 g	O20191218	ad 950,02 g	MM/AS
Glasflasche mit Pipettenmontur 50 ml	5 St.	Gl 2019 12051 Pi 2019 12053		
Glasflasche mit Pipettenmontur 100 ml	7 St.	Gl 2019 1252 Pi 2019 1254		

Zugrunde liegende Herstellungsanweisung (HA)	Herstellungsparameter/Anpassungen der Herstellungsanweisung
☐ HA nach Darreichungsform ☒ NRF-Rezeptur ☐ ZRB-Rezeptur ☐ Apothekeneigene HA ☐ Andere HA Kurzname, NRF-/ZRB-Nummer, Quelle NRF 11.44.	Bei Defekturherstellung zusätzlich Angabe der Gesamtausbeute nach Anzahl und/oder Menge, Verfall- oder Nachtestdatum, sowie Unterschrift der herstellenden Person In ein tariertes Becherglas Salicylsäure und Octyldodecanol einwiegen (Rezepturwaage). Salicylsäure auf dem Magnetrührer unter Erwärmen lösen. Die fertige Lösung sofort abfüllen und etikettieren. 7 x 100 g 5 x 50 g Restliche Lösung zur Durchführung der Prüfungen.
Arbeitsschutzmaßnahmen ☒ Handschuhe ☒ Atemschutzmaske ☒ Schutzbrille	
Primärpackmittel Pipettenflasche	

Art der Inprozesskontrolle und/oder der organoleptischen Prüfung	Sollwert	Ergebnis
Einwaage 4-Augen-Prinzip		
Temperatur beim Lösen 65-75°C	65-75°C	entspricht
Aussehen der Lösung: klar, viskos, ohne ungelöste Partikel		entspricht

Freigabe durch Apotheker/in	
☒ Hergestelltes Arzneimittel entspricht dem angeforderten Rezepturarzneimittel bzw. der Herstellungsanweisung ☐ Qualität durch Herstellungsverfahren und organoleptische Prüfung gewährleistet (nur bei Rezeptur möglich) ☒ Qualität geprüft und freigegeben: siehe Prüfprotokoll vom 17.01.20	Datum/Unterschrift Apotheker/in 17.01.2020 *M. Fröhlich*

Risikobeurteilung für Defekturarzneimittel
Modifiziert nach Resolution CM/ResAP(2011)1 des Europarats

Defekturarzneimittel: Salicylsäure-Öl 5 % (NRF 11.44.) Applikationsart: dermal

Inhaltsstoffe	Menge
Salicylsäure	50,0 g
Octyldodecanol	950,0 g

Jährliche Produktionsmenge

Faktor	Flüssige Arzneiformen (einschl. Augentropfen) in üblichen Packungseinheiten	Feste, oral applizierte Arzneiformen (z.B. Kapseln) in Stück	Feste, rektal oder vaginal applizierte Arzneiformen (z.B. Suppositorien) in Stück	Halbfeste Arzneiformen oder Teemischungen in Gramm
5	> 3.000	> 180.000	> 60.000	> 300.000
4	1.500 – 3.000	90.000 – 180.000	30.000 – 60.000	150.000 – 300.000
3	750 – 1.499	45.000 – 89.999	15.000 – 29.999	75.000 – 149.999
2	150 – 749	9.000 – 44.999	3.000 – 14.999	15.000 – 74.999
1	< 150	< 9.000	< 3.000	< 15.000

Faktor: **1**

Applikationsart und Darreichungsform

Faktor	Applikationsart und Darreichungsform
5	Parenteralia
4	Ophthalmika in der Chirurgie oder bei traumatischen Verletzungen
4	Inhalanda
4	Enteral bzw. vaginal applizierte Darreichungsformen (steril)
4	Topisch applizierte Darreichungsformen (steril)
3	Ophthalmika am unverletzten Auge
3	Enteral bzw. vaginal applizierte Darreichungsformen (unsteril)
2	Teemischungen
1	Topisch applizierte Darreichungsformen (unsteril)

Faktor: **1**

Inhärente Risiken des Wirkstoffs

Faktor	Inhärente Risiken des Wirkstoffs	
5	Hohes Risiko	Bei der Einstufung des Risikos eines Wirkstoffs werden mindestens folgende Kriterien berücksichtigt: pharmazeutische Qualität (Arzneibuchkonformität), Kanzerogenität, Mutagenität, Reproduktionstoxizität, therapeutische Breite, Betäubungsmittel, Allergierisiko, Umwelttoxizität, Stabilität (Licht, Sauerstoff, Temperatur, pH-Wert), Dosierung
3	Mittleres Risiko	
1	Geringes Risiko	

Faktor: **1**

Herstellungsprozess

Faktor	Herstellungsprozess
5	Aseptische Herstellung
4	Aseptische Herstellung mit Sterilisation im Endbehältnis
3	Befüllen von Kapseln
3	Gießen von Suppositorien/Ovula
2	Lösen und Mischen
2	Verdünnen
1	Abfüllen nicht steriler Zubereitungen

Faktor: **2**

Abgabe

Faktor	Mengenverhältnis der inner- bzw. außerhalb der herstellenden Apotheke abgegebenen Packungseinheiten
5	Abgabe ausschließlich außerhalb der herstellenden Apotheke
4	Abgabe von mehr als 75 % außerhalb der herstellenden Apotheke
3	Abgabe von mehr als 50 % außerhalb der herstellenden Apotheke
2	Abgabe von mehr als 25 % außerhalb der herstellenden Apotheke
1	Abgabe hauptsächlich in der herstellenden Apotheke

Faktor: **1**

$1 \times 1 \times 1 \times 2 \times 1 = 2$

Gesamtrisikoscore   Risikoklasse

- ☒ niedrig (Gesamtrisikoscore < 30)
- ☐ mittel (Gesamtrisikoscore 30 – 100)
- ☐ hoch (Gesamtrisikoscore > 100)

Prüfanweisung

Siehe auch DAC Methodenblatt „Prüfanweisung für Defekturarzneimittel" Salicylsäure-Öl NRF 11.44.

Zunächst erfolgt eine Risikobeurteilung des Defekturarzneimittels. Nach dem ermittelten Risiko (niedrig, mittel, hoch) werden Art und Umfang der Prüfungen festgelegt. Das 5-prozentige Salicylsäure-Öl weist ein niedriges Risiko auf.

Die Prüfanweisung wird vom verantwortlichen Apotheker erstellt.

Folgende Prüfungen werden für das Salicylsäure-Öl festgelegt:

- Aussehen der Lösung: farblos und viskos ohne ungelöste Rückstände,
- Brechungsindex: 1,453–1,459,
- Dichte: ϱ = 0,85–0,97 g/ml:
  - Bestimmung mit einem 25 ml-Messkolben (DAC-Probe 14, abgewandelt). Der Messkolben wird zunächst leer gewogen und dann mit der auf 20 ±1 °C temperierten Prüflösung bis zur Markierung befüllt und sofort erneut gewogen.

  Berechnung:

  $$\rho = \frac{\text{Masse voller Kolben } - \text{ Masse leerer Kolben}}{25 \text{ ml}}$$

- Salicylsäure-Nachweis:
  - 1 g Prüflösung + 10 ml Ethanol + 2 Tr. 1-prozentige Eisen(III)-chlorid-Lösung (mit gereinigtem Wasser frisch hergestellt).
  - → Violettfärbung.

DAC Methodenblatt	Salicylsäure-Öl 2 % / 5 % / 10 % (NRF 11.44.)
Bereich: Prüfanweisung für Defekturarzneimittel	

Für die Herstellung eines Defekturarzneimittels muss der verantwortliche Apotheker eine Prüfanweisung erstellen. Hierfür kann er unter Einbeziehung der Risikobeurteilung nach DAC-Anlage J die geeigneten Prüfverfahren aus den angegebenen Merkmalen und Verfahren auswählen.

Definition
Salicylsäure-Öl (NRF 11.44.) enthält die nachfolgenden Konzentrationsangaben an Salicylsäure.

Zubereitung [in %]	Gehalt [in %]
2	mindestens 1,8 und höchstens 2,2
5	mindestens 4,5 und höchstens 5,5
10	mindestens 9 und höchstens 11

Herstellung
Die Zubereitung erfolgt nach den Vorgaben der Rezepturvorschrift **NRF 11.44.**

Eigenschaften
Aussehen:
- Die 2- und 5-prozentigen Lösungen müssen farblos aussehen und viskos sein.
- Die 10-prozentige Lösung muss schwach gelb aussehen und dickflüssig sein.
- Die Lösung muss frei von ungelösten Rückständen sein.

Die nachfolgenden Werte dienen zur Orientierung für die Erstellung eigener Grenzwertintervalle.

Analytische Merkmale

1. **Brechungsindex (2.2.6):**

Zubereitung [in %]	Brechungsindex [20 °C]
2	1,453 bis 1,459
5	1,453 bis 1,459
10	1,476 bis 1,480

   gemessen an der entnommenen, unverdünnten Probe.

2. **Dichte (DAC-Probe 14):** $\rho = 0{,}85$ bis $0{,}97 \text{ g} \cdot \text{mL}^{-1}$, bestimmt mit einem 10-mL-Messkolben.

DAC	Salicylsäure-Öl 2 % / 5 % / 10 %
Methodenblatt	**(NRF 11.44.)**
Bereich: Prüfanweisung für Defekturarzneimittel	

3. **Salicylsäure-Nachweis 1:**

Zubereitung [in %]	Einwaage Zubereitung [in g]
2	2,5
5	1
10	0,5

Zubereitung werden mit 10 mL Ethanol R gemischt, es entsteht eine klare Lösung. Die Lösung wird mit 2 Tropfen einer frisch zubereiteten Lösung von Eisen(III)-chlorid (10,5 g · L^{-1}) versetzt. Es entsteht eine violette Färbung.

4. **Salicylsäure-Nachweis 2:**
Die Dispersion von

Zubereitung [in %]	Einwaage Zubereitung [in mg]
2	250
5	100
10	50

Zubereitung in 5 mL Petroläther R wird 2 Minuten lang mit 5 mL Natriumhydroxid-Lösung (0,1 mol · L–1) geschüttelt und bis zur Trennung der Phasen stehen gelassen. Die organische Phase wird abpipettiert und verworfen. 1 mL der wässrigen Phase wird mit 0,5 mL Eisen(III)-chlorid-Lösung R1 versetzt. Es entsteht eine [dunkle] Violettfärbung.

DAC/NRF Okt-18

Prüfprotokoll für Ausgangsstoffe und Defekturarzneimittel
gemäß §§ 6, 8 und 11 ApBetrO*

Prüfdatum	Ausgangsstoff/Defekturarzneimittel	Prüfende Person
17.01.2020	Salicylsäure-Öl 5 % (NRF 11.44.)	M. Meier

Datum der Lieferung/Herstellung	17.01.2020	Bezugs-/Herstellmenge	1000 g
Lieferant/Hersteller		Chargenbezeichnung	DS20200117
		PZN oder Kurzname der Defektur	Sal.Öl 5%

Zugrunde liegende Prüfvorschrift/Prüfanweisung
NRF/eigene

Art der Prüfung/Prüfmethode/Eigenschaft	Sollwert	Ergebnis
Aussehen: viskos, klar, ohne ungelöste Rückstände		entspricht
Brechungsindex	1,453-1,459	1,457
Dichte	0,85-0,97 g/ml	0,897 g/ml
Berechnung: (34,959 g - 12,528 g) : 25 ml = 22,431g : 25ml = 0,897 g/ml		
Salicylat-Nachweis	Violettfärbung	entspricht

Bemerkungen/Sonstiges

Prüfzertifikat nach § 6 Abs. 3 ApBetrO (falls vorhanden)

Bitte einkleben oder als Anlage beifügen

Freigabe durch Apotheker(in)

☒ Identität entspricht
☒ Qualität entspricht
  ☐ siehe Prüfzertifikat
  ☒ siehe Ergebnis der Prüfung

Datum/Unterschrift Apotheker(in)

17.01.2020

M. Fröhlich

* Rezepturarzneimittel (§ 7 ApBetrO) können analog geprüft werden, vorgeschrieben ist nur eine organoleptische Prüfung

Etikett

Das Salicylsäure-Öl muss nach § 10 AMG gekennzeichnet werden (§ 14 Abs. 2 ApBetrO). Würde es als Rezeptur hergestellt, erfolgt die Kennzeichnung nach § 14 Abs. 1 ApBetrO. Wird das Saliylsäure-Öl vom Arzt verordnet, werden vor der Abgabe der Name des Patienten und die individuelle Gebrauchsanweisung ergänzt.

Salicylsäure-Öl 5 % (NRF 11.44.)

	Salicylsäure 2,5 g
Falls nicht anders verordnet zur Nacht auf die behaarte Kopfhaut auftragen und morgens mit Shampoo auswaschen.	Octyldodecanol zu 50,0 g
Hergestellt am: 17.01.2020 Verwendbar bis: 17.01.2023 nach Anbruch 6 Monate haltbar	Inhalt: 50 g Nicht in Kontakt mit den Augen bringen! Für Kinder unzugänglich aufbewahren! Lagerung bei Raumtemperatur
Sonnen-Apotheke Inh. Max Fröhlich **Hauptstr. 33, 12345 Musterstadt** **Tel.: 0123/4567**	Apothekenpflichtig Ch.-Bez. S20200117

Salicylsäure-Öl 5 % (NRF 11.44.)

	Salicylsäure 5,0 g
Falls nicht anders verordnet zur Nacht auf die behaarte Kopfhaut auftragen und morgens mit Shampoo auswaschen.	Octyldodecanol zu 100,0 g
Hergestellt am: 17.01.2020 Verwendbar bis: 17.01.2023 nach Anbruch 6 Monate haltbar	Inhalt: 100 g Nicht in Kontakt mit den Augen bringen! Für Kinder unzugänglich aufbewahren! Lagerung bei Raumtemperatur
Sonnen-Apotheke Inh. Max Fröhlich **Hauptstr. 33, 12345 Musterstadt** **Tel.: 0123/4567**	Apothekenpflichtig Ch.-Bez. S20200117

Taxation

Substanzen und Gefäße werden mit EK + 90 % berechnet. Die Einkaufspreise werden der Hilfstaxe für Apotheken oder der Lauer-Taxe entnommen.

Der Arbeitspreis beträgt 6,00 Euro (Anfertigung einer Lösung unter Anwendung von Wärme bis 300 g).

Preis für 50 g:

Salicylsäure	0,24 Euro
Octyldodecanol	11,18 Euro
Pipettenflasche 50 ml	1,29 Euro
Arbeitspreis	6,00 Euro
Festzuschlag	8,35 Euro
	27,06 Euro
19 % Mwst.	5,14 Euro
	32,20 Euro

Preis für 100 g:

Salicylsäure	0,48 Euro
Octyldodecanol	22,36 Euro
Pipettenflasche 100 ml	1,46 Euro
Arbeitspreis	6,00 Euro
Festzuschlag	8,35 Euro
	38,65 Euro
19 % Mwst.	7,34 Euro
	45,99 Euro

Abbildungen:

Herstellungs- und Prüfanweisung Defekturarzneimittel: Deutscher Apotheker Verlag, Stuttgart
Monographie Salicylsäure-Öl 2% / 5% / 10% (NRF 11.44.): DAC/NRF, Avoxa–Mediengruppe Deutscher Apotheker GmbH, Eschborn
Herstellungsprotokoll: Deutscher Apotheker Verlag, Stuttgart
DAC Methodenblatt Salicylsäure-Öl 2%/5%/10%: DAC/NRF, Avoxa–Mediengruppe Deutscher Apotheker GmbH, Eschborn
Risikobeurteilung für Defekturarzneimittel: Deutscher Apotheker Verlag, Stuttgart
Prüfprotokoll für Ausgangsstoffe und Defekturarzneimittel: Deutscher Apotheker Verlag, Stuttgart

Beruhigungstee IV

Viele Kunden schätzen den qualitativ hochwertigen Tee aus der Apotheke. Wegen häufiger Kundennachfrage wird der Beruhigungstee als Defektur hergestellt.

Da der Tee im Voraus hergestellt und abgabefertig verpackt wird, handelt es sich um ein Fertigarzneimittel. Nach Arzneimittelgesetz dürfen nur zugelassene Fertigarzneimittel in den Verkehr gebracht werden. Für die Zusammensetzung des Beruhigungstees IV gibt es eine Standardzulassung (Zulassungsnummer 1949.96.99). Auf das sehr aufwändige Zulassungsverfahren kann die Apotheke somit verzichten. Sie muss jedoch die Nutzung der Standardzulassung dem BfArM und der zuständigen Behörde anzeigen. Die Standardzulassungen basieren auf Monografien, die vom Bundesgesundheitsministerium in Kraft gesetzt und regelmäßig aktualisiert werden.

Jeweils 50 g der Teemischung werden in Bodenbeuteln abgefüllt.

Herstellungsdatum: 17.01.2020.

Menge: 400,0 g + 20,0 g für die Durchführung der Prüfung.

Indikation und Wirkweise

Melissenblätter enthalten Lamiaceengerbstoffe (Hauptkomponente Rosmarinsäure), ätherisches Öl (Citral, Citronellal), Flavonoide, Triterpene und Bitterstoffe. Sie wirken leicht sedierend, spasmolytisch, carminativ und leicht antimikrobiell. In Teemischung werden Melissenblätter oft mit anderen Drogen kombiniert und je nach Zusammensetzung bei nervöser Unruhe und Einschlafstörungen oder bei funktionellen Magen-Darm-Beschwerden eingesetzt. Zahlreiche beruhigende Phytopharmaka enthalten Extrakte aus Melisse, Hopfen und Baldrian. Wegen der antiviralen Wirkung sind Salben mit Melissenextrakt bei Lippenherpes indiziert.

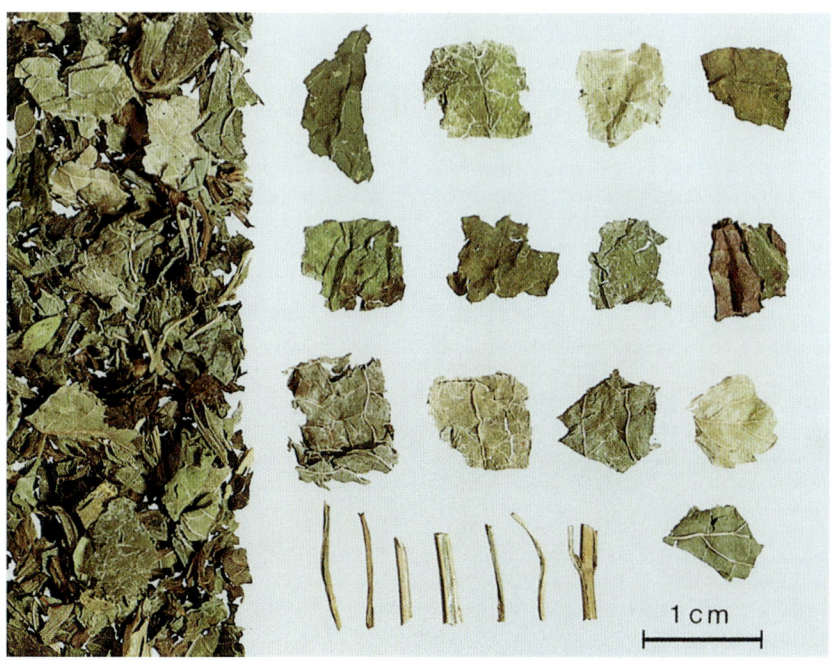

(Bild: Wichtl, 2016)

Lavendelblüten enthalten vor allem ätherisches Öl (Linalylacetat, Linalool), aber auch Gerbstoffe und Flavonoide. Verwendet werden die Blüten als Tee und das ätherische Öl in Kapseln zum Einnehmen und in Badezusätzen. Anwendungsgebiete sind Unruhe, leichte Angstzustände, Einschlafstörungen, Reizmagen.

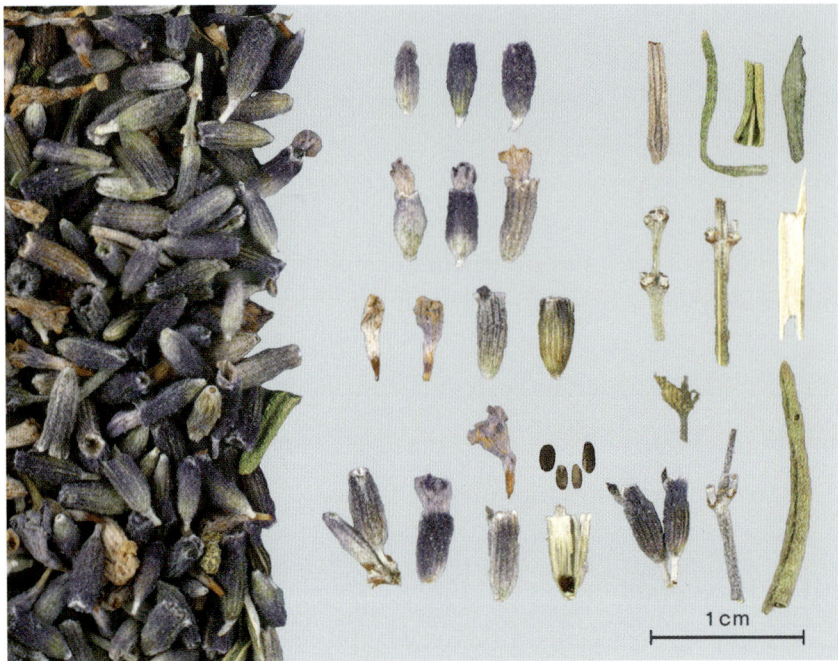

(Bild: Wichtl, 2016)

Hopfenzapfen enthalten ebenfalls ätherisches Öl und Bittersäuren. Sie finden ebenfalls bei Unruhe, Angstzuständen und Schlafstörungen Verwendung. In Fertigarzneimitteln ist Hopfen meist mit Baldrian, Melisse und Passionsblume kombiniert.

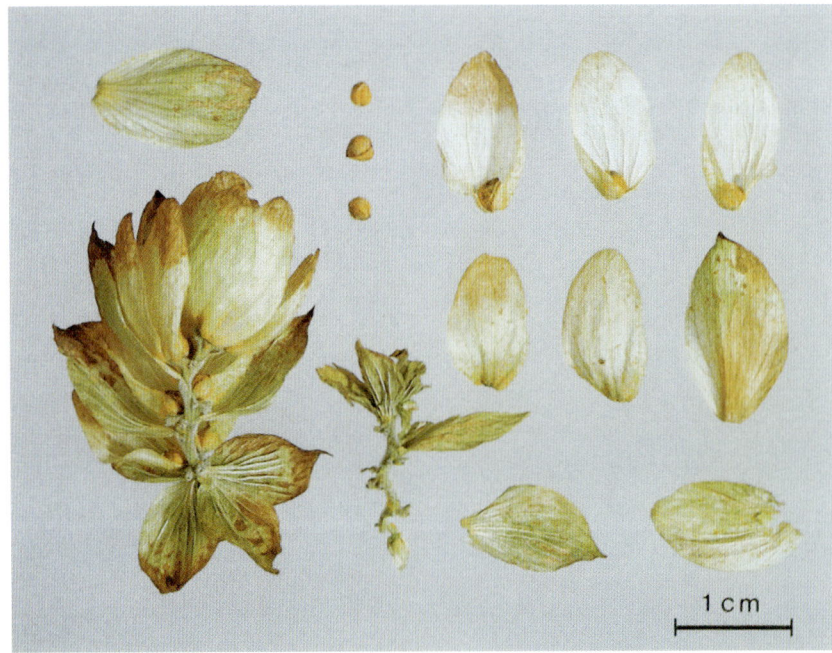

(Bild: Wichtl, 2016)

Ringelblumenblüten sind in diesem Tee als Schmuckdroge enthalten. In anderen Zubereitungen, vor allem Salben, werden sie aufgrund der entzündungshemmenden und granulationsfördernden Wirkung bei Wundheilungsstörungen eingesetzt.

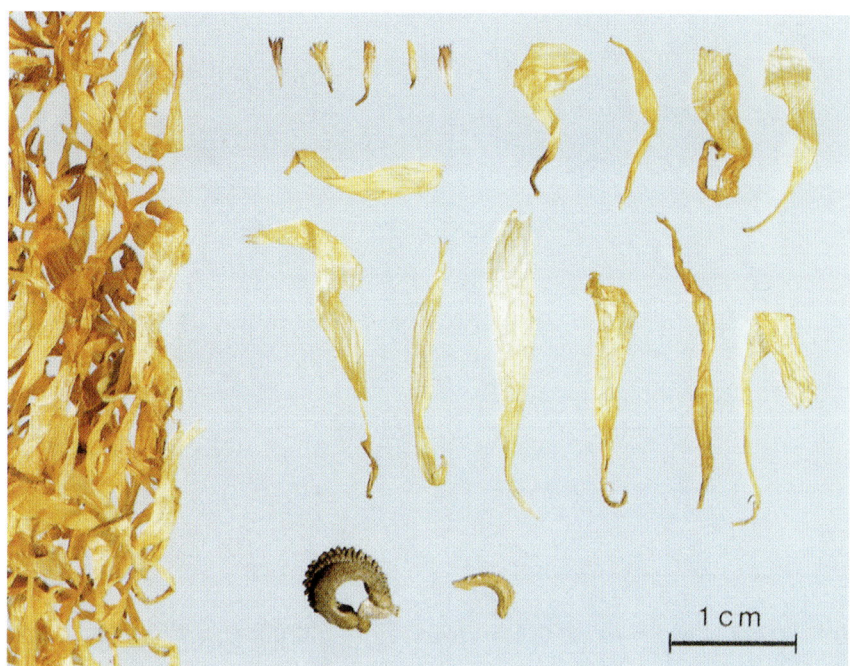

(Bild: Wichtl, 2016)

Plausibilitätsprüfung

Die Zusammensetzung der Teemischung ist plausibel. Das Wirkungsspektrum der drei Hauptbestandteile stimmt überein und ergänzt sich. Es sind keine bedenklichen Teedrogen enthalten. Die Indikationen nervöse Unruhezustände und Einschlafstörungen sind plausibel. Melissenblätter, Lavendelblüten und Hopfenzapfen sind in vielen jahrelang eingesetzten und bewährten Teemischungen und Phytopharmaka enthalten.
Bestandteil vieler anderer Beruhigungstees ist Baldrian, den einige Kunden nicht mögen. Für diese Kunden ist der Beruhigungstee IV eine gute Alternative.

→ **Die Teemischung ist plausibel und kann hergestellt werden.**

Dokumentation der Plausibilitätsprüfung

Kurzname Rezeptur: Beruhigungstee IV

Applikationsart: oral

Inhaltsstoffe	Rezeptierte Menge	Errechnete Wirkstoffkonzentration oder Einzeldosis ❶	pH-Bereich ❷
Melissenblätter	15 g		
Lavendelblüten	15 g		
Hopfenzapfen	17,5 g		
Ringelblumenblüten	2,5 g		

Abgabegefäß: ☐ Kruke   ☐ Spenderdose   ☐ Braunglasflasche   ☒ Bodenbeutel

Unbedenklichkeit
ggf. ergriffene Maßnahme

Sind alle Inhaltsstoffe unbedenklich? ☒ ja ☐ nein
(→ Tab. 1*)

Therapiekonzept
ggf. ergriffene Maßnahme

Ist die Applikationsart für alle Wirkstoffe bekannt bzw. plausibel? ☒ ja ☐ nein
(→ Tab. 2*)

❶ Liegen alle Wirkstoffkonzentrationen bzw. Einzeldosen innerhalb des jeweils üblichen Dosierungsbereichs? ☒ ja ☐ nein
(→ Tab. 2*)

Stabilität
ggf. ergriffene Maßnahme

❷ Sind alle Wirkstoffe im pH-Bereich der Grundlage/des Lösungsmittels rezeptierbar? ☐ ja ☐ nein
(Wirkstoffe → Tab. 2*, Grundlagen → Tab. 4*)

Sind alle Wirkstoffe stabil gegenüber sonstigen Einflüssen (z.B. Licht, Hydrolyse, Oxidation)? ☐ ja ☒ nein — Lagerung trocken und vor Licht geschützt
(→ Tab. 2*)

Bei Emulsionen: Ist sichergestellt, dass keiner der Wirkstoffe grenzflächenaktiv ist? ☐ ja ☐ nein
(→ Tab. 2*)

Bei festen Darreichungsformen: Ist sichergestellt, dass keiner der Wirkstoffe hygroskopisch ist? ☐ ja ☐ nein
(→ Tab. 2*)

Kompatibilität
ggf. ergriffene Maßnahme

Wurde die Kompatibilität aller Wirkstoffe mit der rezeptierten Grundlage in der rezeptierten Konzentration bereits nachgewiesen? ☐ ja ☐ nein, weitergehende Kompatibilitätsprüfung notwendig
(→ Tab. 3*)

Falls ja, können die übrigen Kompatibilitätsprüfungen entfallen, sofern keine weiteren Bestandteile in der Rezeptur enthalten sind.

* die Tabellenverweise beziehen sich auf: Ziegler A S. Plausibilitäts-Check Rezeptur. Deutscher Apotheker Verlag, Stuttgart. Alle für die Prüfung erforderlichen Werte und Angaben finden Sie dort übersichtlich zusammengestellt.

Kompatibilität (Fortsetzung) — ggf. ergriffene Maßnahme

Ist sichergestellt, dass keine inkompatible Kombination von ionischen Wirk- und/oder Hilfsstoffen vorliegt?
(→ Tab. 5*)
☐ ja ☐ nein

Ist sichergestellt, dass keine inkompatible Kombination von Phenolen mit Macrogol- und/oder Cellulosederivaten vorliegt?
(→ Tab. 6*)
☐ ja ☐ nein

Ist sichergestellt, dass keine bekannten substanzspezifischen Inkompatibilitäten vorliegen?
(→ Tab. 7*)
☒ ja ☐ nein

Isotonisierung — ggf. ergriffene Maßnahme

Bei wässrigen Parenteralia, Ophthalmika, Nasalia und Auricularia: Ist die Zubereitung isoton?
(→ Tab. 8*)
☐ ja ☐ nein

Konservierung — ggf. ergriffene Maßnahme

Ist das Konservierungsmittel in der eingesetzten Konzentration zulässig und geeignet?
(→ Tab. 9*)
☐ ja ☐ nein

Ist das Konservierungsmittel im pH-Bereich der Zubereitung rezeptierbar?
(Konservierungsmittel → Tab. 9*, Grundlagen → Tab. 4*)
☐ ja ☐ nein

Wenn kein Konservierungsmittelzusatz vorgesehen ist: Ist die Rezeptur durch den Wirkstoff, die Grundlage oder sonstige Hilfsstoffe ausreichend konserviert, bzw. ist eine Konservierung aufgrund der Darreichungsform/Anwendungsdauer überflüssig?
(Wirkstoffe → Tab. 2*, Grundlagen → Tab. 4*)
☐ ja ☐ nein

Aufbrauchfrist — ggf. ergriffene Maßnahme

Festlegung der Aufbrauchfrist
In dem gewählten Abgabegefäß wird die Aufbrauchfrist der Zubereitung aufgrund
☐ konkreter Angaben einer anerkannten Rezepturmonographie
☒ standardisierter Richtwerte (→ Tab. 10*)
☐ individueller, rezepturspezifischer Erkenntnisse

festgelegt auf einen Zeitraum von 2 Jahre

Deckt die Aufbrauchfrist den voraussichtlichen Anwendungszeitraum ab?
☒ ja ☐ nein

Abschlussbewertung

Die vorliegende Rezeptur
☒ kann angefertigt werden
☐ kann unter Berücksichtigung der ergriffenen Maßnahmen angefertigt werden
☐ kann nach Rücksprache mit dem Arzt und Klärung kritischer Fragen angefertigt werden
☐ darf nicht angefertigt werden

Ergebnis der ggf. erfolgten Rücksprache mit dem Arzt:

13.04.2018 — Datum

M. Fröhlich
Prüfende(r) Apotheker(in)

* die Tabellenverweise beziehen sich auf: Ziegler A S. Plausibilitäts-Check Rezeptur. Deutscher Apotheker Verlag, Stuttgart. Alle für die Prüfung erforderlichen Werte und Angaben finden Sie dort übersichtlich zusammengestellt.

Herstellungsanweisung

420 g enthalten:
Melissenblätter (Melissae folium)	126,0 g
Lavendelblüten (Lavandulae flos)	126,0 g
Hopfenzapfen (Lupuli strobulus)	147,0 g
Ringelblumenblüten (Calendulae flos)	21,0 g

Vorbereitung des Arbeitsplatzes nach Hygieneplan, Desinfektion mit Isopropanol 70 %.
- Die Bestandteile werden einzeln abgewogen (4-Augen-Prinzip).
- In der Teemischdose werden zunächst die Ringelblumenblüten und die Hopfenzapfen miteinander gemischt.
- Anteilig werden Melissenblätter und Lavendelblüten hinzugegeben und immer wieder durch mehrmaliges Schwenken der verschlossenen Teemischdose gemischt.
    - Inprozesskontrolle: Die Teemischung ist homogen.

Es werden jeweils 50 g der fertigen Teemischung in doppelwandige Bodenbeutel abgefüllt, die Tüten mit einem Clip verschlossen und etikettiert.

Herstellungs- und Prüfanweisung Defekturarzneimittel

Bezeichnung des Arzneimittels: Beruhigungstee IV Kurzname: DefTeeBer

Hygienestandards einhalten

Arbeitsplatz/Geräte/Raum
- Arbeitsfläche der Rezeptur mind. 1 x täglich, sowie vor jeder Herstellung desinfizieren mit
  - ☒ Isopropanol 70 % (V/V)
  - ☐ _____
- Geräte (Waagen, Wasserbad, Rührsysteme etc.) und Raum regelmäßig reinigen und ggf. desinfizieren gemäß Hygieneplan
- produktberührende Geräte/-teile vor jedem Gebrauch desinfizieren mit Isopropanol 70 % (V/V)

Personalhygiene
- vor jeder Herstellung Hände waschen und desinfizieren (chirurgische Händedesinfektion)
- sauberen, geschlossenen, langärmeligen Rezepturkittel tragen
- lange Haare zurückbinden (ggf. abdecken)
- Schmuck ablegen

Im Besonderen

Herstellung planen und vorbereiten

Herstellungsort Teerezeptur

Ausgangsstoffe nach Art und Menge
Melissenblätter	15 g
Lavendelblüten	15 g
Hopfenzapfen	17,5 g
Ringelblumenblüten	2,5 g
_____	___ g
_____	___ g

Zeitplanung
Ungestörtes Arbeiten garantieren für den Zeitraum der Herstellung

Waagenauswahl
von 0,5 g bis 2200 g Waage Rezepti (d = 0,01)
von ___ g bis ___ g Waage ___ (d = ___)
ggf. Einwaagekorrektur vornehmen

Ausgangsstoffe
geprüfte und freigegebene Stoffe bereitstellen

Herstellungsgeräte und Packmittel vorbereiten und bereitstellen
- ☐ Automat. Rührsystem inkl. Zubehör
- ☐ Reibschale mit Pistill ☐ Fantaschale mit Pistill
- ☐ Becherglas ☐ Wägegläschen ☐ Löffel ☐ Spatel
- ☐ Spatelschlitten ☐ Kartenblätter ☐ Glasstab
- ☐ Wasserbad ☐ Thermometer ☒ Packmittel
- ☒ Teemischdose, Aluschaufel

Arbeitsschutzmaßnahmen
☐ Handschuhe ☐ Atemschutzmaske ☐ Schutzbrille

Dokumentation
Herstellungsprotokoll vorbereiten und bereitstellen

Arzneimittel herstellen

Dokumentation herstellungsbegleitend auf dem Herstellungsprotokoll

Herstellungstechnik/Herstellungsschritte einschließlich Sollwerte
- Die Bestandteile werden einzeln abgewogen.
- Die Einwaagen erfolgen nach dem 4-Augen-Prinzip.
- In der Teemischdose werden zunächst die Ringelblumenblüten mit den Hopfenzapfen gemischt.
- Melissenblätter und Lavendelblüten werden jeweils anteilig hinzugegeben und zwischendurch gut gemischt (durch mehrmaliges Schwenken der verschlossenen Dose).

Vorratsgefäße sind zur Vermeidung von Kreuzkontaminationen nach jeder einzelnen Entnahme zu verschließen

Inprozesskontrollen durchführen

Dokumentation herstellungsbegleitend auf dem Herstellungsprotokoll

Inprozesskontrollen einschließlich Sollwerte (soweit durchführbar)

Kontrolle der Einwaagen (4-Augen-Prinzip) homogene Teemischung

Gefäß etikettieren

Kennzeichnung der Behältnisse und ggf. der äußeren Umhüllung nach § 10 AMG

☒ siehe aufgeklebtes/angeheftetes Musteretikett

☒ Mindestangaben*: Name und Anschrift der herstellenden Apotheke, Bezeichnung des Arzneimittels, Stärke, Darreichungsform, zur Anwendung für
☐ Säuglinge ☐ Kinder ☐ Erwachsene, Chargenbezeichnung, Herstellungsdatum, Inhalt nach
☒ Gewicht ☐ Rauminhalt ☐ Stückzahl, Art der Anwendung, Wirkstoffe nach Art und Menge, sonstige Bestandteile nach Art, Aufbewahrung für Kinder unzugänglich,
Verfall- bzw. Nachprüfdatum:
2 ☐ Tage ☐ Wochen ☐ Monate ☒ Jahre nach Herstellungsdatum

☒ Zulassungs-/Registrierungsnummer 1949.96.99

☐ verschreibungspflichtig
☐ apothekenpflichtig
☒ Verwendungszweck (wenn nicht verschreibungspflichtig) nervöse Erregungszustände, Einschlafstörungen

☒ Lagerungsbedingungen trocken und vor Licht geschützt
☐ Vorsichtsmaßnahmen

*für spezielle Arzneimittel (Parenteralia, Homöopathika, gentechnologisch gewonnene Arzneimittel usw.) können abweichende Anforderungen gelten, siehe § 10 AMG.

Zubereitung abfüllen

Menge pro Packungseinheit 50 g

Zubereitung sauber abfüllen und verschließen in

☐ Spenderdosen ☐ Tuben
☐ Kruken ☐ Medizingläser braun
☐ Tropfflaschen ☐ Pipettenflaschen
☐ Weithalsgläser ☐ Enghalsgläser
☒ Tee-Bodenbeutel (zweilagig)

Zusätzlich beifügen
☐ Umkartons ☐ Spatel ☐ Dosierhilfen
☐

Endprüfung

Dokumentation und nachfolgende Freigabe auf dem Prüfprotokoll

Art der Prüfung/Prüfmethode/Probenahme einschließlich Soll- oder Grenzwerte

Prüfung auf Dosierungsgenauigkeit und Gleichförmigkeit der Mischung:
- 10 g der Teemischung auf einem weißen Blatt Papier ausbreiten
- die einzelnen Bestandteile werden auseinander sortiert und gewogen
- die Massenanteile dürfen max. +/- 20 % von den deklarierten Mengen abweichen

---

Freigabe zum Inverkehrbringen des Arzneimittels im Sinne von § 4 Abs. 17 AMG durch Unterschrift des freigebenden Apothekers auf dem Herstellungsprotokoll

Herstellungsanweisung gültig ab 13.04.2018

Unterschrift Apotheker _M. Fröhlich_   Datum, Stempel der Apotheke

Sonnen-Apotheke
Inh. Max Fröhlich
Hauptstr. 33
12345 Musterstadt

Herstellungsprotokoll
für in der Apotheke hergestellte Rezeptur- oder Defekturarzneimittel

Herstellungsdatum	Kurzname Rezeptur/Defektur	Herstellende Person
30.01.20	Beruhigungstee IV	M. Meier

Hier ggf. Rezeptkopie einkleben, dann Charge direkt auf Rezeptkopie eintragen

Dokumentation Defektur	Dokumentation Rezeptur	
Chargengröße 400 g (+ 20 g)	Name Patient/Kunde/Tierhalter	[X] Plausibilität und patientenindividuelle Eignung geprüft
Chargenbezeichnung T20200130	Ggf. Tierart	Kurzname der Prüfungsdokumentation
	Verschreibender Arzt/Zahnarzt/Tierarzt	

Ausgangsstoffe	Soll-Einwaage	Chargen-/Prüfnummer	Ist-Einwaage	Namenszeichen
Melissenblätter	126 g	M20191029	126,02 g	MM/AS
Lavendelblüten	126 g	L20191029	126,00 g	MM/AS
Hopfenzapfen	147 g	H20191118	147,1 g	MM/AS
Ringelblumenblüten	21 g	R20200116	21,00 g	MM/AS
Bodenbeutel	8 St.	Bo201912055		

Zugrunde liegende Herstellungsanweisung (HA)
- [ ] HA nach Darreichungsform
- [ ] NRF-Rezeptur
- [ ] ZRB-Rezeptur
- [X] Apothekeneigene HA
- [ ] Andere HA

Kurzname, NRF-/ZRB-Nummer, Quelle
DefTeeBer

Herstellungsparameter/Anpassungen der Herstellungsanweisung
Bei Defekturherstellung zusätzlich Angabe der Gesamtausbeute nach Anzahl und/oder Menge, Verfall- oder Nachtestdatum, sowie Unterschrift der herstellenden Person

Die Bestandteile werden jeweils einzeln abgewogen (Fantaschale).
Ringelblumenblüten und Hopfenzapfen werden in die Teemischdose überführt und gründlich gemischt.
Melissenblätter werden anteilig hinzugegeben, zwischendurch gemischt.
Lavendelblüten werden anteilig hinzugegeben, zwischendurch gemischt.

Es werden 8 Tüten à 50 g gefüllt und etikettiert.

Arbeitsschutzmaßnahmen
- [ ] Handschuhe
- [ ] Atemschutzmaske
- [ ] Schutzbrille

Primärpackmittel
Bodenbeutel

Art der Inprozesskontrolle und/oder der organoleptischen Prüfung	Sollwert	Ergebnis
homogenes Aussehen der Teemischung		entspricht

Freigabe durch Apotheker/in
- [X] Hergestelltes Arzneimittel entspricht dem angeforderten Rezepturarzneimittel bzw. der Herstellungsanweisung
- [ ] Qualität durch Herstellungsverfahren und organoleptische Prüfung gewährleistet (nur bei Rezeptur möglich)
- [X] Qualität geprüft und freigegeben: siehe Prüfprotokoll __vom 30.01.20__

Datum/Unterschrift Apotheker/in

30.01.2020

M. Fröhlich

Risikobeurteilung für Defekturarzneimittel
Modifiziert nach Resolution CM/ResAP(2011)1 des Europarats

Defekturarzneimittel: Beruhigungstee IV
Applikationsart: oral

Inhaltsstoffe	Menge
Melissenblätter	15 g
Lavendelblüten	15 g
Hopfenzapfen	17,5 g
Ringelblumenblüten	2,5 g

Jährliche Produktionsmenge

Faktor	Flüssige Arzneiformen (einschl. Augentropfen) in üblichen Packungseinheiten	Feste, oral applizierte Arzneiformen (z.B. Kapseln) in Stück	Feste, rektal oder vaginal applizierte Arzneiformen (z.B. Suppositorien) in Stück	Halbfeste Arzneiformen oder Teemischungen in Gramm
5	> 3.000	> 180.000	> 60.000	> 300.000
4	1.500 – 3.000	90.000 – 180.000	30.000 – 60.000	150.000 – 300.000
3	750 – 1.499	45.000 – 89.999	15.000 – 29.999	75.000 – 149.999
2	150 – 749	9.000 – 44.999	3.000 – 14.999	15.000 – 74.999
1	< 150	< 9.000	< 3.000	< 15.000

Applikationsart und Darreichungsform

Faktor	Applikationsart und Darreichungsform
5	Parenteralia
4	Ophthalmika in der Chirurgie oder bei traumatischen Verletzungen
4	Inhalanda
4	Enteral bzw. vaginal applizierte Darreichungsformen (steril)
4	Topisch applizierte Darreichungsformen (steril)
3	Ophthalmika am unverletzten Auge
3	Enteral bzw. vaginal applizierte Darreichungsformen (unsteril)
2	Teemischungen
1	Topisch applizierte Darreichungsformen (unsteril)

Inhärente Risiken des Wirkstoffs

Faktor	Inhärente Risiken des Wirkstoffs	
5	Hohes Risiko	Bei der Einstufung des Risikos eines Wirkstoffs werden mindestens folgende Kriterien berücksichtigt: pharmazeutische Qualität (Arzneibuchkonformität), Kanzerogenität, Mutagenität, Reproduktionstoxizität, therapeutische Breite, Betäubungsmittel, Allergierisiko, Umwelttoxizität, Stabilität (Licht, Sauerstoff, Temperatur, pH-Wert), Dosierung
3	Mittleres Risiko	
1	Geringes Risiko	

Herstellungsprozess

Faktor	Herstellungsprozess
5	Aseptische Herstellung
4	Aseptische Herstellung mit Sterilisation im Endbehältnis
3	Befüllen von Kapseln
3	Gießen von Suppositorien/Ovula
2	Lösen und Mischen
2	Verdünnen
1	Abfüllen nicht steriler Zubereitungen

Abgabe

Faktor	Mengenverhältnis der inner- bzw. außerhalb der herstellenden Apotheke abgegebenen Packungseinheiten
5	Abgabe ausschließlich außerhalb der herstellenden Apotheke
4	Abgabe von mehr als 75 % außerhalb der herstellenden Apotheke
3	Abgabe von mehr als 50 % außerhalb der herstellenden Apotheke
2	Abgabe von mehr als 25 % außerhalb der herstellenden Apotheke
1	Abgabe hauptsächlich in der herstellenden Apotheke

1 x 2 x 1 x 2 x 1 = **Gesamtrisikoscore** 4

Risikoklasse
- ☒ niedrig (Gesamtrisikoscore < 30)
- ☐ mittel (Gesamtrisikoscore 30 – 100)
- ☐ hoch (Gesamtrisikoscore > 100)

Prüfanweisung

Zunächst erfolgt eine Risikobeurteilung des Defekturarzneimittels. Nach dem ermittelten Risiko (niedrig, mittel, hoch) werden Art und Umfang der Prüfungen festgelegt. Die Teemischung weist ein niedriges Risiko auf.

Die Prüfanweisung wird vom verantwortlichen Apotheker erstellt.

Folgende Prüfung wird für den Beruhigungstee festgelegt:

- Prüfung auf Dosierungsgenauigkeit und Gleichförmigkeit der Mischung:
    - 10 g der Teemischung werden auf einem weißen Blatt Papier ausgebreitet und die einzelnen Bestandteile auseinander sortiert und jeweils gewogen.
    - Die Massenanteile dürfen max. ± 20 % von den deklarierten Mengen abweichen.

Prüfprotokoll für Ausgangsstoffe und Defekturarzneimittel
gemäß §§ 6, 8 und 11 ApBetrO*

Prüfdatum	Ausgangsstoff/Defekturarzneimittel	Prüfende Person
30.01.20	Beruhigungstee IV	M. Meier

Datum der Lieferung/Herstellung	30.01.20	Bezugs-/Herstellmenge	400 g (+ 20 g)
Lieferant/Hersteller		Chargenbezeichnung	T20200130
		PZN oder Kurzname der Defektur	Beruhigungstee IV

Zugrunde liegende Prüfvorschrift/Prüfanweisung
DefTeeBer

Art der Prüfung/Prüfmethode/Eigenschaft	Sollwert	Ergebnis
Prüfung auf Dosiergenauigkeit und Gleichförmigkeit der Mischung		
10 g Teemischung auf weißem Papier ausbreiten, sortieren und wiegen		
Menge in 10 g lt. Vorschrift:		
Melissenblätter 3 g	2,4–3,6 g	2,83 g
Lavendelblüten 3 g	2,4–3,6 g	3,21 g
Hopfenzapfen 3,5 g	2,8–4,2 g	3,27 g
Ringelblumenblüten 0,5 g	0,4–0,6 g	0,52 g

Bemerkungen/Sonstiges

Prüfzertifikat nach § 6 Abs. 3 ApBetrO (falls vorhanden)

Bitte einkleben oder als Anlage beifügen

Freigabe durch Apotheker(in)

☒ Identität entspricht
☒ Qualität entspricht
  ☐ siehe Prüfzertifikat
  ☒ siehe Ergebnis der Prüfung

Datum/Unterschrift Apotheker(in)

30.01.2020

M. Fröhlich

* Rezepturarzneimittel (§ 7 ApBetrO) können analog geprüft werden, vorgeschrieben ist nur eine organoleptische Prüfung

Etikett

Bei der Kennzeichnung des Tees sind die Angaben in der Standardzulassungsmonografie zu beachten.

Beruhigungstee IV

Zum Trinken nach Bereitung eines Teeaufgusses. 1 Esslöffel voll Tee wird mit siedendem Wasser (150 ml) übergossen, bedeckt etwa 10 bis 15 Min. ziehengelassen und dann durch ein Teesieb gegeben.	Melissenblätter 15,0 g Lavendelblüten 15,0 g Hopfenzapfen 17,5 g Ringelblumenblüten 2,5 g
Soweit nicht anders verordnet, wird 2- bis 3mal täglich und vor dem Schlafengehen eine Tasse frisch bereiteter Tee getrunken.	Inhalt: 50 g
	Anwendung: nervöse Erregungszustände, Einschlafstörungen.
Hergestellt am: 30.01.2020 Verwendbar bis: 30.01.2022	Vor Licht und Feuchtigkeit geschützt und für Kinder unzugänglich aufbewahren.
Sonnen-Apotheke Inh. Max Fröhlich **Hauptstr. 33, 12345 Musterstadt** **Tel.: 0123/4567**	Ch.-Bez. T20200130 Zul.-Nr. 1949.96.99

Taxation

Substanzen und Gefäße werden mit EK +90 % berechnet. Die Einkaufspreise werden der Hilfstaxe für Apotheken oder der Lauer-Taxe entnommen.

Der Arbeitspreis beträgt 3,50 Euro (Anfertigung eines gemischten Tees bis 300 g).

Preis für 50 g:

Melissenblätter	1,02 Euro
Lavendelblüten	3,51 Euro
Hopfenzapfen	1,51 Euro
Ringelblumenblüten	0,28 Euro
Teebeutel 50 g	0,20 Euro
Arbeitspreis	3,50 Euro
Festzuschlag	8,35 Euro
	18,37 Euro
19 % Mwst.	3,23 Euro
	21,86 Euro

Der Tee wird in der Sonnen-Apotheke ohne den Festzuschlag von 8,35 Euro zu einem Preis von gerundet 11,95 Euro angeboten.

Abbildungen:
Melissenblätter: Blaschek W (Hrsg). Wichtl – Teedrogen und Phytopharmaka. Ein Handbuch für die Praxis. 6. Aufl., Wissenschaftliche Verlagsgesellschaft Stuttgart, 2016
Lavendelblüten: Blaschek W (Hrsg). Wichtl – Teedrogen und Phytopharmaka. Ein Handbuch für die Praxis. 6. Aufl., Wissenschaftliche Verlagsgesellschaft Stuttgart, 2016
Hopfenzapfen: Blaschek W (Hrsg). Wichtl – Teedrogen und Phytopharmaka. Ein Handbuch für die Praxis. 6. Aufl., Wissenschaftliche Verlagsgesellschaft Stuttgart, 2016
Ringelblumenblüten: Blaschek W (Hrsg). Wichtl – Teedrogen und Phytopharmaka. Ein Handbuch für die Praxis. 6. Aufl., Wissenschaftliche Verlagsgesellschaft Stuttgart, 2016
Dokument der Plausibilitätsprüfung: Deutscher Apotheker Verlag, Stuttgart
Herstellungs- und Prüfanweisung Defekturarzneimittel: Deutscher Apotheker Verlag, Stuttgart
Herstellungsprotokoll: Deutscher Apotheker Verlag, Stuttgart
Risikobeurteilung für Defekturarzneimittel: Deutscher Apotheker Verlag, Stuttgart
Prüfprotokoll für Ausgangsstoffe und Defekturarzneimittel: Deutscher Apotheker Verlag, Stuttgart

Prüfung von Arzneimitteln

Salicylsäure

Acidum salicylicum, 2-Hydroxybenzoesäure, $C_6H_7O_3$.

Prüfvorschrift: Europäisches Arzneibuch 9.0.
Prüfdatum: 06.02.2020.

Wirkung und Verwendung

Salicylsäure wirkt analgetisch, antiphlogistisch und antipyretisch, wird zur innerlichen Anwendung aber kaum noch verwendet. Wegen ihrer keratolytischen, antiphlogistischen, antimikrobiellen und fungiziden Wirkung wird sie in Fertigarzneimitteln und Rezepturen zur Anwendung auf der Haut und Kopfhaut eingesetzt (1–20-prozentig). Indikationen sind unter anderem:

- Erweichen bzw. Abschälen starker Verhornungen (Hühneraugen, Schwielen) und Warzen,
- Lösen von Schuppen bei Psoriasis,
- Ichthyosis (Verhornungsstörungen der Haut),
- Akne und unreine Haut, seborrhoisches Ekzem,
- rheumatische Beschwerden.

Bei entzündlichen Hauterkrankungen wird Salicylsäure auch häufig mit einem Glucocorticoid (Triamcinolon, Betamethason, Hydrocortison) kombiniert. Niedrig dosiert kann es die Penetration anderer topisch eingesetzter Stoffe fördern.

Eigenschaften

Aussehen: weißes bis fast weißes, kristallines Pulver oder weiße bis farblose Kristallnadeln.
→ entspricht

Löslichkeit: schwer löslich in Wasser, leicht löslich in Ethanol 96 %.
Schwer löslich in Wasser bedeutet: 1 Teil Substanz löst sich in 100–1000 Teilen Wasser.
0,1 g Substrat werden in ein Becherglas mit 100 ml Wasser gegeben und gut umgerührt. Die Substanz löst sich.
→ entspricht
Leicht löslich in Ethanol 96 % bedeutet: 1 Teil Substanz löst sich in 1–10 Teilen Ethanol 96 %.
0,1 g Substanz werden in ein Reagenzglas gegeben, 1 ml Ethanol 96 % wird hinzugefügt und das Reagenzglas leicht geschüttelt. Die Substanz löst sich.
→ entspricht

Prüfung auf Identität

Laut Arzneibuch ist die Durchführung der Prüfungen A und B oder der Prüfungen A und C möglich.

Prüfung A

Die Schmelztemperatur (2.2.14) wird mit der Kapillarmethode geprüft. Sie beträgt laut Arzneibuch 158–161 °C.

Durchführung: Eine kleine Menge Substanz wird so in die Kapillare gefüllt, dass eine kompakte Säule entsteht (ca. 5 mm hoch). Das Gerät wird auf 153 °C (5 °C unterhalb der zu erwartenden Schmelztemperatur) aufgeheizt. Die Kapillare wird in die Bohrung gesetzt und nun wird die Temperatur langsam weiter erhöht (1 °C pro Minute). Die Probe wird beobachtet. Sobald das Pulver sich komplett verflüssigt hat, wird die Temperatur abgelesen.

Ergebnis: Die Schmelztemperatur beträgt 159 °C.
→ entspricht

Prüfung C

Durchführung: Etwa 30 mg Substanz werden in 5 ml Natriumhydroxid-Lösung (0,05 mol/l) gelöst. Mit Indikatorpapier wird überprüft, ob der pH-Wert der Lösung neutral ist. Mit gereinigtem Wasser wird auf 20 ml aufgefüllt. 1 ml dieser Lösung wird für die Identitätsreaktion auf Salicylat (2.3.1) verwendet:
Die Lösung wird mit 0,5 ml Eisen(III)-chlorid-Lösung R1 versetzt. Es entsteht eine Violettfärbung.
→ entspricht
Nach Zusatz von 0,1 ml Essigsäure R bleibt die Färbung bestehen.
→ entspricht

Prüfung auf Reinheit

Prüflösung: 2,5 g Substanz werden in 50 ml siedendem destilliertem Wasser gelöst. Die Mischung wird abgekühlt und filtriert.

Aussehen der Lösung

Die Prüflösung muss klar und farblos sein.

Klarheit (2.2.1)

Durchführung: Die Prüfung wird in zwei identischen Neßlerzylindern durchgeführt. In den ersten Neßlerzylinder wird die Prüflösung, in den zweiten Neßlerzylinder wird destilliertes Wasser jeweils bis zur 4 cm-Markierung gefüllt. Die Prüfung auf Klarheit erfolgt nach einer Wartezeit von 5 Minuten durch senkrechtes Durchsehen gegen einen schwarzen Untergrund bei diffusem Tageslicht. Die Prüflösung darf nicht stärker getrübt sein als das destillierte Wasser.
→ entspricht

Färbung (2.2.2)
Durchführung: Die Prüfung auf Farblosigkeit erfolgt durch senkrechtes Durchsehen gegen einen weißen Untergrund. Die Prüflösung darf nicht stärker gefärbt sein als das destillierte Wasser. Dieser Versuch wird ebenfalls bei diffusem Tageslicht durchgeführt.
→ **entspricht**

Verwandte Substanzen
Diese Prüfung wird nicht durchgeführt.

Chlorid (2.4.4)
Die Untersuchungslösung muss der Grenzprüfung auf Chlorid entsprechen (max. 100 ppm Chlorid).
Untersuchungslösung: In einem Reagenzglas werden 10 ml Prüflösung mit 5 ml gereinigtem Wasser und 1 ml verdünnter Salpetersäure R versetzt.
Referenzlösung: In ein weiteres Reagenzglas werden 10 ml Chlorid-Lösung (5 ppm Cl) R und 5 ml Wasser R gegeben. Auch diese Lösung wird mit 1 ml verdünnter Salpetersäure R versetzt.
Durchführung: Untersuchungslösung und Referenzlösung werden jeweils auf einmal in ein separates Reagenzglas gegossen, das 1 ml Silbernitrat-Lösung R2 enthält. Die Lösungen werden dann fünf Minuten lang unter Lichtschutz stehen gelassen und anschließend gegen einen dunklen Hintergrund geprüft. Die Untersuchungslösung darf nicht stärker getrübt sein als die Referenzlösung.
→ **entspricht**

Sulfat
Die Untersuchungslösung muss der Grenzprüfung auf Sulfat entsprechen (max. 200 ppm Sulfat).
Untersuchungslösung: 1,0 g Substanz wird in 5 ml Dimethylformamid R gelöst, mit 4 ml gereinigtem Wasser versetzt und gut gemischt.
Referenzlösung: 2 ml Sulfat-Lösung R (100 ppm Sulfat) werden mit 5 ml Dimethylformamid R und 3 ml gereinigtem Wasser versetzt.
Durchführung: Untersuchungslösung und Referenzlösung werden jeweils mit 0,2 ml verdünnter Salzsäure R und 0,5 ml einer 25-prozentigen Lösung (m/m) Bariumchlorid R versetzt. Nach 15 Minuten darf die Untersuchungslösung nicht stärker getrübt sein als die Referenzlösung.
→ **entspricht**

Trocknungsverlust (2.2.32)
Der Trocknungsverlust ist der Masseverlust einer Substanz nach dem Trocknen. Meistens wird Wasser bestimmt. Es können aber auch andere flüchtige Stoffe, z. B. Lösungsmittelreste aus dem Herstellungsprozess erkannt werden.
Der Trocknungsverlust darf bei Salicylsäure laut Arzneibuch höchstens 0,1 % betragen. Die Prüfung erfolgt mit 1,000 g Substanz durch Trocknen im Exsikkator.

Durchführung: Die Prüfung wird im Exsikkator über ca. 100 g Molekularsieb R (kugelförmige Partikel aus Natriumaluminiumsilikat mit einer Porengröße von 0,4 nm) durchgeführt. Das Wägegläschen wird zunächst 30 Minuten getrocknet und dann gewogen. Auf der Analysenwaage werden zur besseren Auswertung 5 g Substanz eingewogen. Die Substanz wird über mehrere Stunden bis zur Massekonstanz getrocknet und anschließend erneut gewogen. Der Trocknungsverlust wird berechnet.

Berechnung:
- Wägegläschen leer: 50,3625 g
- Einwaage: 5,0002 g
- Gewicht vor dem Trocknen: 55,3645 g und nach dem Trocknen: 55,3604 g

55,3645 g – 55,3604 g = 0,0041 g Trocknungsverlust
5,0002 g ≙ 100 %
0,0041 g ≙ x %

$$x\,\% = \frac{0{,}0041\ g \cdot 100\,\%}{5{,}0002\ g} = 0{,}082\,\%$$

Ergebnis: Der Trocknungsverlust beträgt 0,08 %.
→ **entspricht**

Sulfatasche
Diese Prüfung wird nicht durchgeführt.

Gehaltsbestimmung

Der Gehalt der Salicylsäure bezogen auf die getrocknete Substanz beträgt laut Arzneibuch 99,0–100,5 %.

Durchführung: 0,120 g Substanz werden in 30 ml Ethanol 96 % gelöst und nach Zusatz von 20 ml gereinigtem Wasser und 0,1 ml Phenolrot-Lösung R als Indikator mit Natriumhydroxid-Lösung (0,1 mol/l) titriert. Es werden zwei Titrationen durchgeführt.

1 ml NaOH ≙ 13,81 mg Salicylsäure

Berechnung des voraussichtlichen Verbrauchs:

1 ml NaOH (1 mol/l) · 1,000 ≙ 13,81 mg $C_6H_7O_3$
x ml NaOH (1 mol/l) · 1,000 ≙ 120 mg $C_6H_7O_3$ x = 8,689 ml → 8,7 ml NaOH

Berechnung der 1. Titration:
- Faktor der verwendeten Maßlösung: F = 1,000
- Einwaage 1: 0,1205 g
- Verbrauch 1: 8,6 ml

1 ml NaOH (1 mol/l) · 1,000 ≙ 13,81 mg $C_6H_7O_3$
8,6 ml NaOH (1 mol/l) · 1,000 ≙ x   x = 118,766 mg $C_6H_7O_3$

120,5 mg ≙ 100 %
118,766 mg ≙ x   x = 98,56 %

Berechnung der 2. Titration:
- Faktor der verwendeten Maßlösung: F = 1,000
- Einwaage 2: 0,1201 g
- Verbrauch 2: 8,7 ml

1 ml NaOH (1 mol/l) · 1,000 ≙ 13,81 mg $C_6H_7O_3$
8,7 ml NaOH (1 mol/l) · 1,000 ≙ x   x = 120,147 mg $C_6H_7O_3$

120,1 mg ≙ 100 %
120,147 mg ≙ x   x = 100,04 %

Ergebnis: Der Mittelwert der beiden Gehaltsbestimmungen ist 99,3 %.
→ **entspricht**

Prüfprotokoll für Ausgangsstoffe und Defekturarzneimittel
gemäß §§ 6, 8 und 11 ApBetrO*

Prüfdatum	Ausgangsstoff/Defekturarzneimittel	Prüfende Person
06.02.2020	Salicylsäure plv.	M. Meier

Datum der Lieferung/Herstellung	03.02.2020	Bezugs-/Herstellmenge	250 g
Lieferant/Hersteller	Pharma-Großhandel Caelo	Chargenbezeichnung	18147318 interne Prüfnr. S20200206
		PZN oder Kurzname der Defektur	03944598

Zugrunde liegende Prüfvorschrift/Prüfanweisung
Ph. Eur. 9.0

Art der Prüfung/Prüfmethode/Eigenschaft	Sollwert	Ergebnis
weißes bis fast weißes, kristallines Pulver		entspricht
schwer löslich in Wasser, leicht löslich in Ethanol 96 %		entspricht
Prüfung A: Schmelztemperatur	158-161°C	159°C
Prüfung C: ca. 30 mg Substanz in 5 ml NaOH-Lsg (0,05 mol/l) lösen	pH neutral	entspricht
mit gereinigtem Wasser auf 20 ml auffüllen		
1 ml der Lösung + Eisen(III)-chlorid-Lsg R1	Violettfärbung	entspricht
+ 0,1 ml Essigsäure R	Färbung bleibt	entspricht

Bemerkungen/Sonstiges

Das Prüfzertifikat wurde überprüft.

Prüfzertifikat nach § 6 Abs. 3 ApBetrO (falls vorhanden)

Bitte einkleben oder als Anlage beifügen

Freigabe durch Apotheker(in)

☒ Identität entspricht
☒ Qualität entspricht
  ☒ siehe Prüfzertifikat
  ☐ siehe Ergebnis der Prüfung

Datum/Unterschrift Apotheker(in)

03.02.2020

M. Fröhlich

* Rezepturarzneimittel (§ 7 ApBetrO) können analog geprüft werden, vorgeschrieben ist nur eine organoleptische Prüfung

QUALITÄTSKONTROLLE
CAESAR & LORETZ GmbH
Herderstr. 31
40721 Hilden
Tel.: 02103/49940

Analysenzertifikat

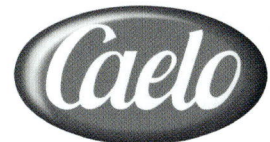

Produkt	2036	Salicylsäure plv., API	
Synonym		Acidum salicylicum	
Engl. Bezeichnung		Salicylic acid, API	
Charge	181473		
Prüfvorschrift	PH.EUR. 9.0		
Verfalldatum	03.2023		

Prüfung	Spezifikation	Ergebnis	
Eigenschaften	Gemäss Prüfvorschrift	Entspricht	
-Aussehen	Gemäss Prüfvorschrift	Entspricht	
-Löslichkeit	Gemäss Prüfvorschrift	Entspricht	
Identität	Gemäss Prüfvorschrift	Entspricht	
-Schmelztemperatur	158 - 161 °C	160 °C	
-IR-Spektrum	Gemäss Prüfvorschrift	Entspricht	
-Raman-Spektrum	Gemäss Prüfvorschrift	Entspricht	
Reinheit	Gemäss Prüfvorschrift	Entspricht	
-Aussehen der Lösung	Gemäss Prüfvorschrift	Entspricht	
-Verwandte Substanzen	Gemäss Prüfvorschrift	Entspricht	#
- Verunreinigung A	Max 0,1 %	0,05 %	#
- Verunreinigung B	Max 0,05 %	0,03 %	#
- Verunreinigung C	Max 0,02 %	Max 0,01 %	#
-Nicht spez. Verunreinigungen	Je max 0,05 %	Je max 0,05 %	#
- Summe aller Verunr.	Max 0,2 %	Max 0,13 %	#
-Chlorid	Max 100 ppm	Max 100 ppm	#
-Sulfat	Max 200 ppm	Max 200 ppm	#
-Trocknungsverlust	Max 0,5 %	0,0 %	
-Sulfatasche	Max 0,1 %	0,02 %	#
Gehalt	99,0 - 100,5 %	100,0 %	
Einwaagekorrekturfaktor (f, NRF)	*****	1,000	
Ergebn.entspr.Prüfvorschr.	*****	Ja	

Druckdatum   13.08.2019

QUALITÄTSKONTROLLE
CAESAR & LORETZ GmbH
Herderstr. 31
40721 Hilden
Tel.: 02103/49940

Analysenzertifikat

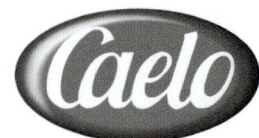

Produkt	2036	Salicylsäure plv., API
Synonym		Acidum salicylicum
Engl. Bezeichnung		Salicylic acid, API
Charge	181473	
Prüfvorschrift	PH.EUR. 9.0	
Verfalldatum	03.2023	

Prüfung	Spezifikation	Ergebnis
GMP-konforme Herstellung und Prüfung des Wirkstoffs gemäß §11 ApBetrO		
Freigabedatum	22.06.2018	Leiter der Qualitätskontrolle
Hersteller	Novacyl	
Herstellercharge	RAS1808500	
Hersteller Ort	38150 Roussillon	
Hersteller Straße	Rue Gaston Monmousseau	
Hersteller Land	Frankreich	

\# Ergebnis vom Herstellerzertifikat übernommen

Dieses Dokument wurde elektronisch erstellt und ist ohne Unterschrift gültig.

Es wird bescheinigt, dass der Ausgangsstoff nach den anerkannten pharmazeutischen Regeln geprüft worden ist und die erforderliche Qualität aufweist.

Druckdatum 13.08.2019

Etikett für das Standgefäß

Salicylsäure wird im Originalbehältnis in der Rezeptur aufbewahrt. Neben das vorhandene Etikett wird folgender Anhefter geklebt:

Salicylsäure (gepulvert), Acidum salicylicum, 2-Hydroxybenzoesäure	
Monografie: Ph. Eur. 9.0	Hersteller: Caelo
Prüfnummer: S20200206	Bezugsmenge: 250,0 g
Freigegeben am: 06.02.2020	Verwendbar bis: 31.03.2023
PZN 03944598	🟡 🟠 🔵

Außerdem werden auf das Standgefäß die entsprechenden farbigen Punkte zur Kennzeichnung der Arbeitsschutzmaßnahmen, die beim Umgang mit dem Stoff einzuhalten sind, geklebt (Farbkonzept der BAK).

Bei Salicylsäure sind das die folgenden Punkte:
- **Gelb**: Gefahr durch Hautkontakt, Tragen von Schutzhandschuhen.
- **Orange**: Gefahr durch Einatmen, Tragen einer Atemschutzmaske.
- **Blau**: Gefahr für die Augen, Tragen einer Schutzbrille.

Abbildungen:
Prüfprotokoll für Ausgangsstoffe und Defekturarzneimittel: Deutscher Apotheker Verlag, Stuttgart
Analysezertifikat Salicylsäure plv., API: Caelo CAESAR & LORETZ GmbH, Hilden
Monographie Salicylsäure, Acidum salicylicum: Europäisches Arzneibuch 9.0. Amtliche deutsche Ausgabe. Grundwerk 2017 inkl. 1. bis 8. Nachtrag 2019, Deutscher Apotheker Verlag

5272 Salicylsäure

9.0/0366

Salicylsäure

Acidum salicylicum

$C_7H_6O_3$ $\qquad M_r$ 138,1

CAS Nr. 69-72-7

Definition

2-Hydroxybenzoesäure

Gehalt: 99,0 bis 100,5 Prozent (getrocknete Substanz)

Eigenschaften

Aussehen: weißes bis fast weißes, kristallines Pulver oder weiße bis farblose Kristallnadeln

Löslichkeit: schwer löslich in Wasser, leicht löslich in Ethanol 96 %, wenig löslich in Dichlormethan

Prüfung auf Identität

1: A, B
2: A, C

A. Schmelztemperatur (2.2.14): 158 bis 161 °C

B. IR-Spektroskopie (2.2.24)

Vergleich: Salicylsäure *CRS*

C. Etwa 30 mg Substanz werden in 5 ml Natriumhydroxid-Lösung (0,05 mol · l⁻¹) gelöst. Die, falls erforderlich neutralisierte, Lösung wird mit Wasser *R* zu 20 ml verdünnt. 1 ml dieser Lösung gibt die Identitätsreaktion a auf Salicylat (2.3.1).

Prüfung auf Reinheit

Prüflösung: 2,5 g Substanz werden in 50 ml siedendem destillierten Wasser *R* gelöst. Die Mischung wird abgekühlt und filtriert.

Aussehen der Lösung: Die Lösung muss klar (2.2.1) und farblos (2.2.2, Methode II) sein.

1 g Substanz wird in 10 ml Ethanol 96 % *R* gelöst.

Verwandte Substanzen: Flüssigchromatographie (2.2.29)

Untersuchungslösung: 0,50 g Substanz werden in der mobilen Phase zu 100,0 ml gelöst.

Referenzlösung a: 10 mg Phenol *R* (Verunreinigung C) werden in der mobilen Phase zu 100,0 ml gelöst.

Referenzlösung b: 5 mg Salicylsäure-Verunreinigung B *CRS* werden in der mobilen Phase zu 20,0 ml gelöst.

Referenzlösung c: 50 mg 4-Hydroxybenzoesäure *R* (Verunreinigung A) werden in der mobilen Phase zu 100,0 ml gelöst.

Referenzlösung d: 1,0 ml Referenzlösung a wird mit der mobilen Phase zu 10,0 ml verdünnt.

Referenzlösung e: Eine Mischung von je 1,0 ml Referenzlösung a, b und c wird mit der mobilen Phase zu 10,0 ml verdünnt.

Referenzlösung f: Eine Mischung von je 0,1 ml Referenzlösung a, b und c wird mit der mobilen Phase zu 10,0 ml verdünnt.

Säule
- Größe: l = 0,15 m, $\varnothing$ = 4,6 mm
- Stationäre Phase: nachsilanisiertes, octadecylsilyliertes Kieselgel zur Chromatographie *R* (5 µm)

Mobile Phase: Essigsäure 99 % *R*, Methanol *R*, Wasser *R* (1:40:60 *V/V/V*)

Durchflussrate: 0,5 ml · min⁻¹

Detektion: Spektrometer bei 270 nm

Einspritzen: 10 µl; Untersuchungslösung, Referenzlösungen d, e und f

Identifizierung von Verunreinigungen: Zur Identifizierung der Peaks der Verunreinigungen A, B und C wird das mit der Referenzlösung e erhaltene Chromatogramm verwendet.

Relative Retention (bezogen auf Verunreinigung C, t_R etwa 9,5 min)
- Verunreinigung A: etwa 0,6
- Verunreinigung B: etwa 0,8

Eignungsprüfung: Referenzlösung e
- Der dritte Peak im Chromatogramm entspricht dem Peak der Verunreinigung C im Chromatogramm der Referenzlösung d
- Auflösung: mindestens 1,0 zwischen den Peaks der Verunreinigungen B und C

Falls erforderlich wird der Anteil an Essigsäure in der mobilen Phase geändert.

Grenzwerte
- Verunreinigung A: nicht größer als die Fläche des entsprechenden Peaks im Chromatogramm der Referenzlösung f (0,1 Prozent)
- Verunreinigung B: nicht größer als die Fläche des entsprechenden Peaks im Chromatogramm der Referenzlösung f (0,05 Prozent)
- Verunreinigung C: nicht größer als die Fläche des entsprechenden Peaks im Chromatogramm der Referenzlösung f (0,02 Prozent)

- Nicht spezifizierte Verunreinigungen: jeweils nicht größer als die Fläche des Peaks der Verunreinigung B im Chromatogramm der Referenzlösung f (0,05 Prozent)
- Summe aller Verunreinigungen: nicht größer als das 2fache der Fläche des Peaks der Verunreinigung A im Chromatogramm der Referenzlösung f (0,2 Prozent)
- Ohne Berücksichtigung bleiben: Peaks, deren Fläche kleiner ist als das 0,3fache der Fläche des Peaks der Verunreinigung A im Chromatogramm der Referenzlösung f (0,03 Prozent); der Peak der Verunreinigung C wird berücksichtigt.

Chlorid (2.4.4): höchstens 100 ppm

10 ml Prüflösung werden mit Wasser R zu 15 ml verdünnt.

Sulfat: höchstens 200 ppm

1,0 g Substanz wird in 5 ml Dimethylformamid R gelöst. Die Lösung wird mit 4 ml Wasser R versetzt, sorgfältig gemischt, mit 0,2 ml verdünnter Salzsäure R und 0,5 ml einer 25-prozentigen Lösung (m/m) von Bariumchlorid R versetzt. Eine nach 15 min auftretende Opaleszenz darf nicht stärker sein als die einer wie folgt hergestellten Referenzlösung: 2 ml Sulfat-Lösung (100 ppm SO_4) R werden mit 0,2 ml verdünnter Salzsäure R, 0,5 ml einer 25-prozentigen Lösung (m/m) von Bariumchlorid R, 3 ml Wasser R und 5 ml Dimethylformamid R versetzt.

Trocknungsverlust (2.2.32): höchstens 0,5 Prozent, mit 1,000 g Substanz durch Trocknen im Exsikkator bestimmt

Sulfatasche (2.4.14): höchstens 0,1 Prozent, mit 2,0 g Substanz bestimmt

Gehaltsbestimmung

0,120 g Substanz werden in 30 ml Ethanol 96 % R gelöst und nach Zusatz von 20 ml Wasser R und 0,1 ml Phenolrot-Lösung R als Indikator mit Natriumhydroxid-Lösung (0,1 mol · l^{-1}) titriert.

1 ml Natriumhydroxid-Lösung (0,1 mol · l^{-1}) entspricht 13,81 mg $C_7H_6O_3$.

Lagerung

Vor Licht geschützt

Verunreinigungen

Spezifizierte Verunreinigungen:
A, B, C

A. 4-Hydroxybenzoesäure

B. 4-Hydroxyisophthalsäure

C. Phenol

9.0/1765

Salmeterolxinafoat

Salmeteroli xinafoas

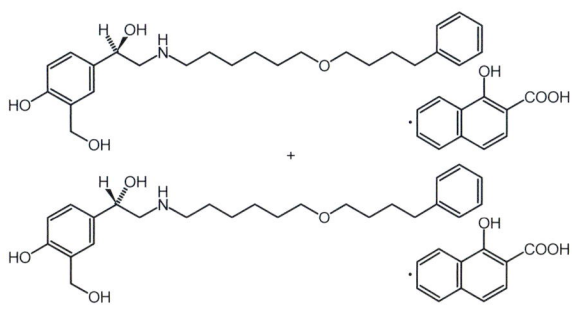

$C_{36}H_{45}NO_7$ $\qquad M_r$ 604

CAS Nr. 94749-08-3

Definition

(1RS)-1-[4-Hydroxy-3-(hydroxymethyl)phenyl]-2-[[6-(4-phenylbutoxy)hexyl]amino]ethanol-1-hydroxynaphthalin-2-carboxylat

Gehalt: 97,5 bis 102,0 Prozent (wasserfreie Substanz)

Eigenschaften

Aussehen: weißes bis fast weißes Pulver

Löslichkeit: praktisch unlöslich in Wasser, löslich in Methanol, schwer löslich in wasserfreiem Ethanol, praktisch unlöslich in Dichlormethan

Erythromycin (mikronisiert)

Erythromycinum (micronisatum)

Definition: Gemisch von Makrolid-Antibiotika, das aus einem Stamm von *Streptomyces erythreus* gewonnen wird.
Prüfvorschrift: Europäisches Arzneibuch 9.0.
Prüfdatum: 23.01.2020.

Wirkung und Verwendung

Erythromycin ist ein Makrolidantibiotikum. Es hemmt die bakterielle Proteinsynthese und wirkt bakteriostatisch. Orale Zubereitungen werden hauptsächlich gegen bakterielle Infektionen der oberen und unteren Atemwege (Sinusitis, Pharyngitis, Laryngitis, Otitis media, Bronchitis) eingesetzt, vor allem in der Kinderheilkunde. Sie haben aber an Bedeutung verloren.
Größere Bedeutung hat der Wirkstoff in Zubereitungen zur äußerlichen Anwendung gegen Akne. Auf der Haut wirkt es antientzündlich und hemmt das Wachstum der Propionibakterien, die an der Akneentstehung beteiligt sind. Um eine Resistenzentwicklung zu vermeiden, sollte die Anwendungsdauer sechs Wochen nicht überschreiten. In Salben und Cremes wird es häufig mit Tretinoin oder Isotretinoin kombiniert.

Eigenschaften

Aussehen: weißes bis schwach gelbes Pulver.
→ **entspricht**

Löslichkeit: schwer löslich in Wasser, leicht löslich in Ethanol 96 %.
Schwer löslich in Wasser bedeutet: 1 Teil Substanz löst sich in 100–1000 Teilen Wasser.
0,1 g Substrat werden in ein Becherglas mit 100 ml Wasser gegeben und gut umgerührt. Die Substanz löst sich.
→ **entspricht**
Leicht löslich in Ethanol 96 % bedeutet: 1 Teil Substanz löst sich in 1–10 Teilen Ethanol 96 %.
0,1 g Substanz werden in ein Reagenzglas gegeben, 1 ml Ethanol 96 % wird hinzugefügt und das Reagenzglas leicht geschüttelt. Die Substanz löst sich.
→ **entspricht**

Prüfung auf Identität

Die Identitätsprüfung wird mit dem Nahinfrarot-(NIR-)Spektrometer Apo-Ident durchgeführt. Die NIR-Spektroskopie ist im Ph. Eur. als Methode zur Identifikation beschrieben, die – abweichend zu den in den jeweiligen Monografien enthaltenen Methoden – zur Prüfung zugelassen ist, „unter der Voraussetzung, dass die gleichen Ergebnisse wie mit den beschriebenen Methoden und Geräten erzielt werden" (ApBetrO §6).

Die Prüfsubstanz wird mit Licht bestrahlt, das tief in die Probe eindringt. In dem reflektierten Licht bilden sich alle stoffspezifischen Merkmale ab, die anschließend im Spektrometer analysiert werden können. Das Gerät vergleicht das Spektrum der Prüfsubstanz mit dem in der Datenbank gespeicherten Spektrum der Referenzsubstanz und zeigt das Ergebnis an. Es ist möglich, sowohl feste (Pulver) als auch halbfeste (Salben) und flüssige Ausgangsstoffe auf Identität zu prüfen.

Durchführung: Die zu prüfende Substanz wird auf dem Monitor des Geräts ausgewählt. Der Vergleich erfolgt mit der gesamten Substanzklasse (z. B. Arzneistoffe fest).
Es wird etwas Substanz in das Probengefäß gefüllt und auf das Messfenster gestellt. Nach Drücken des Messknopfes erfolgt innerhalb von wenigen Sekunden die Anzeige des Ergebnisses auf dem Monitor.
Das Protokoll kann ausgedruckt und/oder gespeichert werden.

Ergebnis: Die Spektren der Prüf- und der Referenzsubstanz sind deckungsgleich (siehe Protokoll).
→ **entspricht**

Prüfung auf Reinheit
Diese Prüfung wird nicht durchgeführt.

Gehaltsbestimmung
Diese Prüfung wird nicht durchgeführt.

Prüfprotokoll
für Ausgangsstoffe, Behältnisse, Defekturarzneimittel nach §§ 6, 8, 11, 13 ApBetrO

Sonnen-Apotheke   Apothekenleiter(in): Max Fröhlich
Hauptstr. 33   12345 Musterstadt

Untersucht wurde:	**Erythromycin (mikrofein gepulvert)** Erythromycinum (micronisatum), Erythromycin-Base (mikrofein gepulv.), Erycinum (micronisatum)	Interne Prüf-Nr. **04200-01362**
Hersteller/Lief.:	EuroOTC / Pharma Großhandel	
PZN/Bestell-Nr.:	04914607	
Eingangsdatum:	22.01.2020	
Menge:	10,00 g	Prüfzertifikat
Verwendbar bis:	30.05.2023 Verfalldatum offen ausgewiesen.	siehe Anhang
Korrekturfaktor:	1,052	
Hersteller-Ch.-Bez.:	1811019-02	
Prüfzertifikat:	EuroOTC vom 14.01.2020 Das Prüfzertifikat wurde kontrolliert.	
Leitmonographie:	**PH.EUR 9.0**	
Prüfmonographie:	NIR	

Eigenschaft/Prüfmethode/Soll- oder Grenzwerte	Ergebnis
Weißes bis schwach gelbes, mikrofeines, schwach hygroskopisches Pulver.	entspricht
Schwer löslich in Wasser, leicht löslich in Ethanol96%.	entspricht
Schmelztemperatur: *135 bis 140°C (Subst. mit Kristallwasser),* *190 bis 195°C (Subst. ohne Kristallwasser).* *Bei langsamem Erhitzen schmilzt Subst. mit Kristallwasser bei 135 bis 140°C, erstarrt bei weiterem Erhitzen als Subst. ohne Kristallwasser und schmilzt dann erneut bei 190 bis 195°C.*	136°C

Die Untersuchung wurde durchgeführt am 23.01.2020 durch: MM

Freigabe
Die Qualität der untersuchten Charge entspricht den vorgeschriebenen Anforderungen. Die Identität wurde nachgewiesen. Die Charge wird freigegeben am 23.01.2020 durch MF.

<u>23.01.2020</u>   *M. Fröhlich*
Datum   Verantwortliche(r): Max Fröhlich (MF)

Prüfprotokoll zur Feststellung der Identität von Ausgangsstoffen (§§ 6,11 ApBetrO)

Sonnen-Apotheke
Hauptstr. 33, 12345 Musterstadt
Prüfende/r: MO

Datum: 23.01.2020
Prüfnummer: 200123082525

Geprüfte Substanz:	**Erythromycin**
	Erythromycinum
Hersteller/Lieferant:	Euro OTC
Charge:	1811019-02 (PZN: 04914607)
Verfallsdatum:	Mai 2023
Einwaagekorrekturfaktor:	k.A.
Prüfmethode:	NIR-Spektroskopie (Ph.Eur 9.0/2.2.40) in diffuser Reflexion
Gerät:	Name: H1826 2188/Seriennummer: W1809101
Substanzklasse:	Arzneistoffe Fest
Modell:	Submodell_1 (2019-08-05 10:23)
Proben-/Substanz-ID:	21651/20011
Protokolldatei:	Erythromyc__1811019-02__2020-01-23_08-25-25.pdf
Bemerkung:	

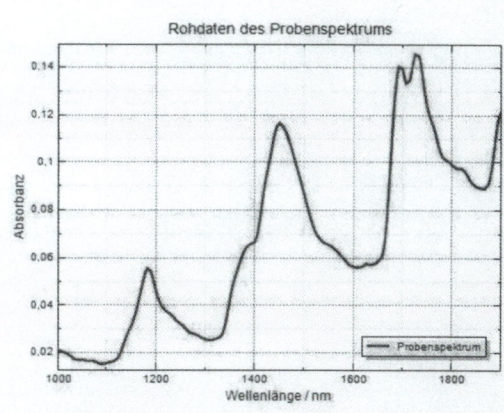
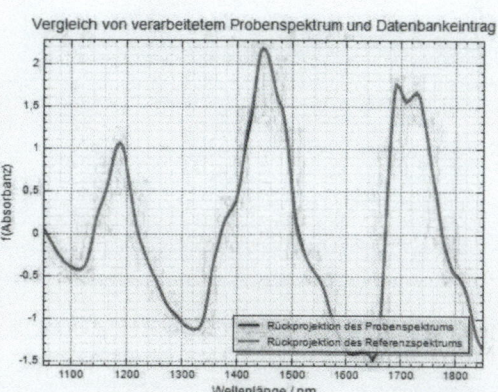

Ergebnis NIR: OK   Die Probe wurde identifiziert als:

Erythromycin

Bewertung: 99,9% (Sollwert 98,0% bis 100%)

Zusätzliche Prüfung:
(Methode und Ergebnisse) _____

> *Prüfzertifikat hier oder auf der Folgeseite einkleben* <

Freigabe durch Apotheker/in: *M. Fröhlich*
   Unterschrift

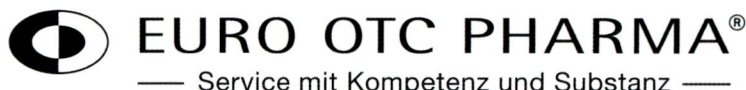

PRÜFZERTIFIKAT
nach § 6, Abs. 1+3, §11 ApBetrO

Produkt: Erythromycin, mikronisiert
Charge: 1811019-02

Formel: **C37H67NO13**	MolM: **733,93**	CAS-Nr.:	**114-07-8**
Spezifikation: **Ph.Eur.9.0**		Hersteller/ Lieferant:	**SM Biomed Sdn. Bhd.**
Art. Nr.: **700770-5**		Land:	**Malaysia**
MHD/Retest Datum: **05.2023**		Hersteller Charge:	**EBS/18-M-003**
Prüfauftrags-Nr.: **0000021620**		Herstellung:	**Mikrobiell**
Lagerung: **Dicht verschlossen, vor Licht geschützt**			

Test	Methode	Spezifikation	Ergebnis	Bemerkung
Einwaagekorrekturfaktor			1,052	
Adresse:		0800-Sungai Petani, Lot. 90, Sungai Petani Industrial Estate		
Aussehen:	Organoleptisch	Weißes bis gelblich weißes, mikronisiertes, hygroskopisches Pulver	Entspricht	
-	Monographie	Die Substanz zeigt Polymorphie (5.9)		
-	Monographie	gewonnen aus dem Stamm von Streptomyces erythreus		
Korngröße	Ph.Eur. 2.9.37	99 % < 30 µm	99 % < 30 µm	
Löslichkeit:	Monographie	Schwer löslich in Wasser (die Löslichkeit nimmt mit steigender Temperatur ab), leicht löslich in Ethanol 96 %, löslich in Methanol		
Identität A (IR)	Ph. Eur. 2.2.24	Entspricht Referenz	Entspricht	
Verwandte Substanzen HPLC				
Verunreinigung A	Ph. Eur. 2.2.29	≤ 2,00 % (m/m)	< 0,10 % (m/m)	
Verunreinigung B	Ph. Eur. 2.2.29	≤ 2,00 % (m/m)	< 0,10 % (m/m)	
Verunreinigung C	Ph. Eur. 2.2.29	≤ 3,00 % (m/m)	< 1,50 % (m/m)	
Verunreinigung D	Ph. Eur. 2.2.29	≤ 1,00 % (m/m)	< 0,05 % (m/m)	
Verunreinigung E	Ph. Eur. 2.2.29	≤ 1,00 % (m/m)	< 0,05 % (m/m)	
Verunreinigung F	Ph. Eur. 2.2.29	≤ 1,00 % (m/m)	< 0,05 % (m/m)	
Verunreinigung H	Ph. Eur. 2.2.29	≤ 1,00 % (m/m)	< 0,20 % (m/m)	
Verunreinigung M	Ph. Eur. 2.2.29	≤ 1,00 % (m/m)	< 0,05 % (m/m)	
Verunreinigung L	Ph. Eur. 2.2.29	≤ 0,40 % (m/m)	< 0,10 % (m/m)	
jede weitere Verunreinigung, jeweils	Ph. Eur. 2.2.29	≤ 0,40 % (m/m)	< 0,25 % (m/m)	
Summe aller Verunreinigungen	Ph. Eur. 2.2.29	≤ 7,0 % (m/m)	3,3 % (m/m)	
Thiocyanat	Ph. Eur. 2.2.25	≤ 0,3 % (m/m)	0,0 % (m/m)	*
Wassergehalt (KF)	Ph. Eur. 2.5.12	≤ 6,5 % (m/m)	1,4 % (m/m)	
Sulfatasche	Ph. Eur. 2.4.14	≤ 0,2 % (m/m)	0,0 % (m/m)	*
Erythromycin B	Ph. Eur. 2.2.29	≤ 5,0 % (m/m)	0,1 % (m/m)	
Erythromycin C	Ph. Eur. 2.2.29	≤ 5,0 % (m/m)	0,5 % (m/m)	
Summe Erythromycin A,B und C, wasserfrei	Ph. Eur. 2.2.29	93,0 bis 102,0 % (m/m)	96,4 % (m/m)	
LM-Rückstände, Klasse 2	Ph. Eur. 5.4			
Dichlormethan	Ph. Eur. 5.4	≤ 600 ppm	< 100 ppm	

Euro OTC Pharma GmbH　　Edisonstrasse 6　D-59199 Bönen
Telefon +49 (0) 23 83 - 92 202 - 0
Telefax +49 (0) 23 83 - 92 202 - 155

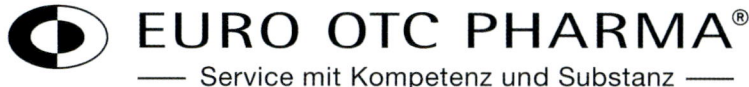

Prüflabor: QHP Pharma Analytics GmbH Siemensstraße 42 D-59199 Bönen Tel. 02383 922020

*- wird vom Herstellerzertifikat übernommen

Bemerkungen:

Die Charge entspricht der Spezifikation und ist frei.
Konformitätsbestätigung: Der Wirkstoff wurde nach gültigen GMP-Regeln hergestellt und geprüft.

freigegeben am: 16.04.2019
freigegeben von: ███████████ Sachkundige Person

Euro OTC Pharma GmbH ist im Besitz der Herstellerlaubnis nach §13 AMG

Das Prüfzertifikat ist elektronisch erstellt und ist ohne Unterschrift gültig.

Etikett für das Standgefäß

Erythromycin wird im Originalbehältnis in der Rezeptur aufbewahrt. Neben das vorhandene Etikett wird folgender Anhefter geklebt:

Erythromycin (mikronisiert), Erythromycinum (micronisatum)	
Monografie: Ph. Eur. 9.0	Hersteller: EuroOTC
Prüfnummer: 0420O-01362	Bezugsmenge: 10,0 g
Freigegeben am: 23.01.2020	Verwendbar bis: 30.05.2023
PZN 04914607	Korrekturfaktor: 1,052

Außerdem werden auf das Standgefäß die entsprechenden farbigen Punkte zur Kennzeichnung der Arbeitsschutzmaßnahmen, die beim Umgang mit dem Stoff einzuhalten sind, geklebt (Farbkonzept der BAK).

Bei Erythromycin sind das die folgenden Punkte:
- **Gelb**: Gefahr durch Hautkontakt, Tragen von Schutzhandschuhen.
- **Orange**: Gefahr durch Einatmen, Tragen einer Atemschutzmaske.

Abbildungen:
Prüfprotokoll für Ausgangsstoffe, Behältnisse, Defekturarzneimittel nach §§ 6, 8, 11, 13 ApBetrO: Dr. Lennartz Laborprogramm für Apotheken, Deutscher Apotheker Verlag, Stuttgart
Prüfprotokoll zur Feststellung der Identität von Ausgangsstoffen (§§ 6, 11 ApBetrO): QuickStep Apo-Ident 2.0.13. HiperScan GmbH 2010–2019. www.apo-ident.de
Prüfzertifikat Erythromycin, mikronisiert: Euro OTC Pharma GmbH, Bönen
Monographie Erythromycin, Erythromycinum: Europäisches Arzneibuch 9.0. Amtliche deutsche Ausgabe. Grundwerk 2017 inkl. 1. bis 8. Nachtrag 2019, Deutscher Apotheker Verlag

Erythromycin 3545

D. Propan-1,2,3-triol
(Glycerol)

Erythromycin
Erythromycinum

 9.0/0179

Erythromycin	Summenformel	M_r	R1	R2
A	$C_{37}H_{67}NO_{13}$	734	OH	CH_3
B	$C_{37}H_{67}NO_{12}$	718	H	CH_3
C	$C_{36}H_{65}NO_{13}$	720	OH	H

Definition

Gemisch von Makrolid-Antibiotika, das aus einem Stamm von *Streptomyces erythreus* gewonnen wird

Hauptkomponente: (3R,4S,5S,6R,7R,9R,11R,12R,13S, 14R)-4-[(2,6-Didesoxy-3-*C*-methyl-3-*O*-methyl-α-L-*ribo*-hexopyranosyl)oxy]-14-ethyl-7,12,13-trihydroxy-3,5,7,9,11,13-hexamethyl-6-[[3,4,6-tridesoxy-3-(dimethylamino)-β-D-*xylo*-hexopyranosyl]oxy]oxa=cyclotetradecan-2,10-dion (Erythromycin A)

Gehalt
- Summe der Gehalte an Erythromycin A, Erythromycin B und Erythromycin C: 93,0 bis 102,0 Prozent (wasserfreie Substanz)
- Erythromycin B: höchstens 5,0 Prozent (wasserfreie Substanz)
- Erythromycin C: höchstens 5,0 Prozent (wasserfreie Substanz)

Eigenschaften

Aussehen: weißes bis schwach gelbes Pulver oder farblose bis schwach gelbe Kristalle, schwach hygroskopisch

Löslichkeit: schwer löslich in Wasser (die Löslichkeit nimmt mit steigender Temperatur ab), leicht löslich in Ethanol 96 %, löslich in Methanol

Die Substanz zeigt Polymorphie (5.9).

Prüfung auf Identität

1: A
2: B

A. IR-Spektroskopie (2.2.24)

Vergleich: Erythromycin A *CRS*

Unberücksichtigt bleiben alle Banden im Bereich von 1980 bis 2050 cm^{-1}.

Wenn die erhaltenen Spektren unterschiedlich sind, werden je 50 mg Substanz und Referenzsubstanz getrennt in 1,0 ml Dichlormethan *R* gelöst. Nach 3 h langem Trocknen bei 60 °C und höchstens 0,67 kPa werden mit den Rückständen erneut Spektren aufgenommen.

B. Dünnschichtchromatographie (2.2.27)

Untersuchungslösung: 10 mg Substanz werden in Methanol *R* zu 10 ml gelöst.

Referenzlösung a: 10 mg Erythromycin A *CRS* werden in Methanol *R* zu 10 ml gelöst.

Referenzlösung b: 20 mg Spiramycin *CRS* werden in Methanol *R* zu 10 ml gelöst.

Platte: DC-Platte mit Kieselgel *R*

Fließmittel: 4 Volumteile 2-Propanol *R*, 8 Volumteile einer zuvor mit Ammoniak-Lösung *R* auf einen pH-Wert von 9,6 eingestellten Lösung von Ammoniumacetat *R* (150 g · l^{-1}) und 9 Volumteile Ethylacetat *R* werden gemischt. Nach Phasentrennung wird die obere Phase verwendet.

Auftragen: 10 µl

Laufstrecke: 2/3 der Platte

Trocknen: an der Luft

Detektion: Die Platte wird mit Anisaldehyd-Reagenz *R* 1 besprüht und anschließend 5 min lang bei 110 °C erhitzt.

Ergebnis: Der Hauptfleck im Chromatogramm der Untersuchungslösung entspricht in Bezug auf Lage, Farbe und Größe dem Hauptfleck im Chromatogramm der Referenzlösung a; er unterscheidet sich in Bezug auf Lage und Farbe von den Flecken im Chromatogramm der Referenzlösung b.

Prüfung auf Reinheit

Verwandte Substanzen: Flüssigchromatographie (2.2.29)

3546 Erythromycin

Die Lösungen müssen unmittelbar vor Gebrauch hergestellt werden.

Lösung A: 11,5 g Kaliummonohydrogenphosphat *R* werden in 900 ml Wasser *R* gelöst. Die Lösung wird mit Phosphorsäure 10 % *R* auf einen pH-Wert von 8,0 eingestellt und mit Wasser *R* zu 1000 ml verdünnt.

Lösungsmittelmischung: Methanol *R*, Lösung A (40:60 *V/V*)

Untersuchungslösung: 40,0 mg Substanz werden in der Lösungsmittelmischung zu 10,0 ml gelöst.

Referenzlösung a: 40,0 mg Erythromycin A *CRS* werden in der Lösungsmittelmischung zu 10,0 ml gelöst.

Referenzlösung b: 10,0 mg Erythromycin B *CRS* und 10,0 mg Erythromycin C *CRS* werden in der Lösungsmittelmischung zu 50,0 ml gelöst.

Referenzlösung c: 1,0 ml Referenzlösung a wird mit der Lösungsmittelmischung zu 100,0 ml verdünnt.

Referenzlösung d: 4 mg Erythromycin zur Eignungsprüfung *CRS* (mit den Verunreinigungen A, B, C, D, E, F, H und L) werden in der Lösungsmittelmischung zu 1,0 ml gelöst.

Referenzlösung e: 4 mg Erythromycin zur Identifizierung der Verunreinigung M *CRS* werden in der Lösungsmittelmischung zu 1,0 ml gelöst.

Säule
– Größe: $l = 0,25$ m, $\varnothing = 4,6$ mm
– Stationäre Phase: nachsilanisiertes, octadecylsilyliertes, amorphes, siliciumorganisches Polymer mit eingebetteten polaren Gruppen *R* (3,5 µm)
– Temperatur: 65 °C; ein Vorwärmen der mobilen Phase kann erforderlich sein, beispielsweise durch Verlegen von 30 cm des Einlassschlauchs in den Ofen

Mobile Phase
– Mobile Phase A: Phosphat-Pufferlösung pH 7,0 *R* 7, Acetonitril *R* 1, Wasser *R* (5:35:60 *V/V/V*)
– Mobile Phase B: Phosphat-Pufferlösung pH 7,0 *R* 7, Wasser *R*, Acetonitril *R* 1, (5:45:50 *V/V/V*)

Zeit (min)	Mobile Phase A (% *V/V*)	Mobile Phase B (% *V/V*)
0 – t_R	100	0
t_R – (t_R + 2)	100 → 0	0 → 100
(t_R + 2) – (t_R + 15)	0	100

t_R = Retentionszeit von Erythromycin B, durch Einspritzen von 10 µl Referenzlösung b und Eluieren mit der mobilen Phase A bestimmt

Durchflussrate: 1,0 ml · min^{-1}

Detektion: Spektrometer bei 210 nm

Autosampler: 4 °C

Einspritzen: 100 µl

Identifizierung von Verunreinigungen: Zur Identifizierung der Peaks der Verunreinigungen A, B, C, D, E, F, H und L werden das mitgelieferte Chromatogramm von Erythromycin zur Eignungsprüfung *CRS* und das mit der Referenzlösung d erhaltene Chromatogramm verwendet; zur Identifizierung des Peaks der Verunreinigung M werden das mitgelieferte Chromatogramm von Erythromycin zur Identifizierung von Verunreinigung M *CRS* und das mit der Referenzlösung e erhaltene Chromatogramm verwendet; zur Identifizierung der Peaks von Erythromycin B und C wird das mit der Referenzlösung b erhaltene Chromatogramm verwendet.

Relative Retention (bezogen auf Erythromycin A, t_R etwa 23 min)
– Verunreinigung H: etwa 0,3
– Verunreinigung A: etwa 0,4
– Verunreinigung B: etwa 0,5
– Erythromycin C: etwa 0,55
– Verunreinigung M: etwa 0,58
– Verunreinigung L: etwa 0,63
– Verunreinigung C: etwa 0,9
– Verunreinigung D: etwa 1,61
– Erythromycin B: etwa 1,75
– Verunreinigung F: etwa 1,81
– Verunreinigung E: etwa 2,3

Eignungsprüfung: Referenzlösung d
– Auflösung: mindestens 1,2 zwischen den Peaks von Verunreinigung B und Erythromycin C
– Peak-Tal-Verhältnis: mindestens 1,5, wobei H_p die Höhe des Peaks der Verunreinigung F über der Basislinie und H_v die Höhe des niedrigsten Punkts der Kurve über der Basislinie zwischen den Peaks von Erythromycin B und Verunreinigung F darstellen; mindestens 2,0, wobei H_p die Höhe des Peaks der Verunreinigung C über der Basislinie und H_v die Höhe des niedrigsten Punkts der Kurve über der Basislinie zwischen den Peaks von Verunreinigung C und Erythromycin A darstellen

Falls erforderlich wird/werden der Anteil an Acetonitril *R* 1 in den mobilen Phasen und/oder der Gradient geändert, um die erforderliche Trennung zu erhalten.

Berechnung der Prozentgehalte
– Korrekturfaktoren: Die Flächen der Peaks folgender Verunreinigungen werden mit dem entsprechenden Korrekturfaktor multipliziert:
  – Verunreinigung D: 2
  – Verunreinigung E: 0,08
  – Verunreinigung F: 0,08
  – Verunreinigung L: 0,11
– Für jede Verunreinigung wird die Konzentration an Erythromycin A in der Referenzlösung c verwendet.

Grenzwerte
– Verunreinigung C: höchstens 3,0 Prozent
– Verunreinigungen A, B: jeweils höchstens 2,0 Prozent
– Verunreinigungen D, E, F, H, M: jeweils höchstens 1,0 Prozent
– Verunreinigung L: höchstens 0,4 Prozent
– Jede weitere Verunreinigung: jeweils höchstens 0,4 Prozent
– Summe aller Verunreinigungen: höchstens 7,0 Prozent
– Berichtsgrenzwert: 0,2 Prozent; die Peaks von Erythromycin B und Erythromycin C werden nicht berücksichtigt.

Erythromycin 3547

Thiocyanat: höchstens 0,3 Prozent

Die Lösungen müssen unmittelbar vor Gebrauch und unter Ausschluss direkter Lichteinwirkung hergestellt werden.

Kompensationsflüssigkeit: 1,0 ml einer Lösung von Eisen(III)-chlorid R (90 g · l^{-1}) wird mit Methanol R zu 50,0 ml verdünnt.

Untersuchungslösung: 0,100 g Substanz werden in 20 ml Methanol R gelöst. Die Lösung wird mit 1,0 ml einer Lösung von Eisen(III)-chlorid R (90 g · l^{-1}) versetzt und mit Methanol R zu 50,0 ml verdünnt.

Die folgende Referenzlösung wird 2-mal unabhängig voneinander hergestellt.

Referenzlösung: 0,100 g Kaliumthiocyanat R, das zuvor 1 h lang bei 105 °C getrocknet wurde, werden in Methanol R zu 50,0 ml gelöst. 5,0 ml Lösung werden mit Methanol R zu 50,0 ml verdünnt. 5,0 ml dieser Lösung werden mit 1,0 ml einer Lösung von Eisen(III)-chlorid R (90 g · l^{-1}) versetzt und mit Methanol R zu 50,0 ml verdünnt.

Die Absorption (2.2.25) jeder Referenzlösung (A_1, A_2) und der Untersuchungslösung (A) wird im Maximum bei etwa 492 nm gemessen.

Eignungswert:

$$S = \frac{m_2 \cdot A_1}{m_1 \cdot A_2}$$

m_1, m_2 = Massen von Kaliumthiocyanat zur Herstellung der jeweiligen Referenzlösung (A_1, A_2) in Gramm

Die Prüfung darf nur ausgewertet werden, wenn S mindestens 0,985 und höchstens 1,015 beträgt.

Der Prozentgehalt an Thiocyanat wird nach folgender Formel berechnet:

$$\frac{A \cdot 58{,}08 \cdot 0{,}5}{m \cdot 97{,}18} \cdot \left(\frac{m_1}{A_1} + \frac{m_2}{A_2}\right)$$

m = Masse der Substanz zur Herstellung der Untersuchungslösung in Gramm
58,08 = relative Molekülmasse des Thiocyanatanteils
97,18 = relative Molekülmasse von Kaliumthiocyanat

Wasser (2.5.12): höchstens 6,5 Prozent, mit 0,200 g Substanz bestimmt

Als Lösungsmittel für die Titration wird eine Lösung von Imidazol R (100 g · l^{-1}) in wasserfreiem Methanol R verwendet.

Sulfatasche (2.4.14): höchstens 0,2 Prozent, mit 1,0 g Substanz bestimmt

Gehaltsbestimmung

Flüssigchromatographie (2.2.29) wie in der Prüfung „Verwandte Substanzen" beschrieben, mit folgenden Änderungen:

Einspritzen: Untersuchungslösung, Referenzlösungen a und b

Eignungsprüfung: Referenzlösung a
– Symmetriefaktor: höchstens 2,0 für den Peak von Erythromycin A
– Wiederholpräzision: höchstens 1,0 Prozent relative Standardabweichung nach 6 Einspritzungen

Der Prozentgehalt an Erythromycin A ($C_{37}H_{67}NO_{13}$) wird mit Hilfe des Chromatogramms der Referenzlösung a berechnet. Die Prozentgehalte an Erythromycin B ($C_{37}H_{67}NO_{12}$) und Erythromycin C ($C_{36}H_{65}NO_{13}$) werden mit Hilfe des Chromatogramms der Referenzlösung b berechnet.

Lagerung

Dicht verschlossen, vor Licht geschützt

Verunreinigungen

Spezifizierte Verunreinigungen:

A, B, C, D, E, F, H, L, M

Andere bestimmbare Verunreinigungen

(Die folgenden Substanzen werden, falls in einer bestimmten Menge vorhanden, durch eine Prüfmethode oder mehrere Prüfmethoden in der Monographie erfasst. Sie werden begrenzt durch das allgemeine Akzeptanzkriterium für weitere Verunreinigungen/nicht spezifizierte Verunreinigungen. Diese Verunreinigungen müssen daher nicht identifiziert werden, um die Konformität der Substanz zu zeigen. Siehe auch „5.10 Kontrolle von Verunreinigungen in Substanzen zur pharmazeutischen Verwendung"):

I, J, K, N

A. (3R,4S,5S,6R,7R,9R,11R,12R,13S,14R)-4-[(2,6-Di=desoxy-3-C-methyl-3-O-methyl-α-L-*ribo*-hexopy=ranosyl)oxy]-14-ethyl-7,12,13-trihydroxy-3-(hyd=roxymethyl)-5,7,9,11,13-pentamethyl-6-[[3,4,6-tri=desoxy-3-(dimethylamino)-β-D-*xylo*-hexopyrano=syl]oxy]oxacyclotetradecan-2,10-dion (Erythromycin F)

B. (3*R*,4*S*,5*S*,6*R*,7*R*,9*R*,11*R*,12*R*,13*S*,14*R*)-4-[(2,6-Di=desoxy-3-*C*-methyl-3-*O*-methyl-α-L-*ribo*-hexo=pyranosyl)oxy]-14-ethyl-7,12,13-trihydroxy-3,5,7,9,11,13-hexamethyl-6-[[3,4,6-tridesoxy-3-(methyl=amino)-β-D-*xylo*-hexopyranosyl]oxy]oxacyclotetra=decan-2,10-dion
(3″-*N*-Demethylerythromycin A)

E. (2*R*,3*R*,4*S*,5*R*,8*R*,9*S*,10*S*,11*R*,12*R*)-9-[(2,6-Di=desoxy-3-*C*-methyl-3-*O*-methyl-α-L-*ribo*-hexo=pyranosyl)oxy]-5-ethyl-3,4-dihydroxy-2,4,8,10,12,14-hexamethyl-11-[[3,4,6-tridesoxy-3-(di=methylamino)-β-D-*xylo*-hexopyranosyl]oxy]-6,15-dioxabicyclo[10.2.1]pentadec-1(14)-en-7-on
(Erythromycin-A-enolether)

C. (2*S*,4a*R*,4′*R*,5′*S*,6′*S*,7*R*,8*S*,9*R*,10*R*,12*R*,14*R*,15*R*,16*S*,16a*S*) 7 Ethyl 5′,8,9,14 tetrahydroxy 4′ meth=oxy-4′,6′,8,10,12,14,16-heptamethyl-15-[[3,4,6-tri=desoxy-3-(dimethylamino)-β-D-*xylo*-hexopyrano=syl]oxy]hexadecahydrospiro[5*H*,11*H*-1,3-dioxino=[5,4-c]oxacyclotetradecin-2,2′-pyran]-5,11-dion
(Erythromycin E)

F. (2*R*,3*R*,6*R*,7*S*,8*S*,9*R*,10*R*)-7-[(2,6-Didesoxy-3-*C*-methyl-3-*O*-methyl-α-L-*ribo*-hexopyranosyl)=oxy]-3-[(1*R*,2*R*)-1,2-dihydroxy-1-methylbutyl]-2,6,8,10,12-pentamethyl-9-[[3,4,6-tridesoxy-3-(dimethylamino)-β-D-*xylo*-hexopyranosyl]oxy]-4,13-dioxabicyclo[8.2.1]tridec-1(12)-en-5-on
(Pseudoerythromycin-A-enolether)

D. (1*S*,2*R*,3*R*,4*S*,5*R*,8*R*,9*S*,10*S*,11*R*,12*R*,14*R*)-9-[(2,6-Didesoxy-3-*C*-methyl-3-*O*-methyl-α-L-*ribo*-hexopyranosyl)oxy]-5-ethyl-3-hydroxy-2,4,8,10,12,14-hexamethyl-11-[[3,4,6-tridesoxy-3-(dimethyl=amino)-β-D-*xylo*-hexopyranosyl]oxy]-6,15,16-trioxa=tricyclo[10.2.1.1^{1,4}]hexadecan-7-on
(Anhydroerythromycin A)

H. (3*R*,4*S*,5*S*,6*R*,7*R*,9*R*,11*R*,12*R*,13*S*,14*R*)-4-[(2,6-Di=desoxy-3-*C*-methyl-3-*O*-methyl-α-L-*ribo*-hexo=pyranosyl)oxy]-14-ethyl-7,12,13-trihydroxy-3,5,7,9,11,13-hexamethyl-6-[[3,4,6-tridesoxy-3-(dimethyl=amino)-β-D-*xylo*-hexopyranosyl]oxy]oxacyclotetra=decan-2,10-dion-*N*-oxid
(Erythromycin-A-3″-*N*-oxid)

Erythromycin 3549

I. (1*S*,4*S*,5*R*,8*R*,9*S*,10*S*,11*R*,12*R*,14*R*)-5-Ethyl-9-hydroxy-2,4,8,10,12,14-hexamethyl-11-[[3,4,6-tridesoxy-3-(dimethylamino)-β-D-*xylo*-hexopyranosyl]oxy]-6,15,16-trioxatricyclo[10.2.1.1^{1,4}]hexadec-2-en-7-on
(Erythralosamin)

J. (1*RS*,2*R*,3*R*,6*R*,7*S*,8*S*,9*R*,10*R*,12*R*)-7-[(2,6-Didesoxy-3-*C*-methyl-3-*O*-methyl-α-L-*ribo*-hexopyranosyl)oxy]-3-[(1*R*,2*R*)-1,2-dihydroxy-1-metylbutyl]-1-hydroxy-2,6,8,10,12-pentamethyl-9-[[3,4,6-tridesoxy-3-(dimethylamino)-β-D-*xylo*-hexopyranosyl]oxy]-4,13-dioxabicyclo[8.2.1]tridecan-5-on
(Pseudoerythromycin-A-hemiketal)

K. (3*R*,4*S*,5*S*,6*R*,7*R*,9*R*,11*R*,12*S*,13*R*,14*R*)-4-[(2,6-Didesoxy-3-*C*-methyl-α-L-*ribo*-hexopyranosyl)oxy]-14-ethyl-7,12-dihydroxy-3,5,7,9,11,13-hexamethyl-6-[[3,4,6-tridesoxy-3-(dimethylamino)-β-D-*xylo*-hexopyranosyl]oxy]oxacyclotetradecan-2,10-dion
(Erythromycin D)

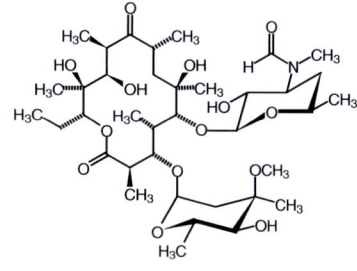

L. (3*R*,4*S*,5*S*,6*R*,7*R*,9*R*,11*R*,12*R*,13*S*,14*R*)-4-[(2,6-Didesoxy-3-*C*-methyl-3-*O*-methyl-α-L-*ribo*-hexopyranosyl)oxy]-14-ethyl-7,12,13-trihydroxy-3,5,7,9,11,13-hexamethyl-6-[[3,4,6-tridesoxy-3-(formylmethylamino)-β-D-*xylo*-hexopyranosyl]oxy]oxacyclotetradecan-2,10-dion
(3″-*N*-Demethyl-3″-*N*-formylerythromycin A)

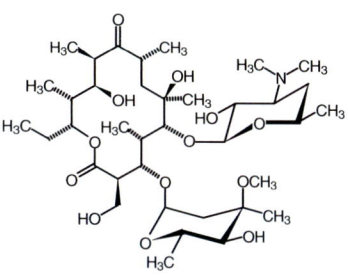

M. (3*R*,4*S*,5*S*,6*R*,7*R*,9*R*,11*R*,12*S*,13*R*,14*R*)-4-[(2,6-Didesoxy-3-*C*-methyl-3-*O*-methyl-α-L-*ribo*-hexopyranosyl)oxy]-14-ethyl-7,12-dihydroxy-3-(hydroxymethyl)-5,7,9,11,13-pentamethyl-6-[[3,4,6-tridesoxy-3-(dimethylamino)-β-D-*xylo*-hexopyranosyl]oxy]oxacyclotetradecan-2,10-dion
(Erythromycin G)

N. (3*R*,4*S*,5*S*,6*R*,7*R*,9*R*,11*R*,12*S*,13*R*,14*R*)-14-Ethyl-4,6,7,12-tetrahydroxy-3,5,7,9,11,13-hexamethyloxacyclotetradecan-2,10-dion
(Erythronolid B)

Eibischwurzel

Althaeae radix

Definition: Es handelt sich um die geschälte oder ungeschälte, ganze oder geschnittene, getrocknete Wurzel von *Althaea officinalis L.*
Die geprüfte Eibischwurzel ist geschält und geschnitten.
Prüfvorschrift: Europäisches Arzneibuch 9.0.
Prüfdatum: 10.01.2020.

Wirkung und Verwendung

Eibischwurzel wird wegen der enthaltenen Schleimstoffe vor allem als Antitussivum bei Reizhusten eingesetzt. Auch wirkt sie reizlindernd bei Schleimhautreizungen im Mund- und Rachenraum. Eibischwurzel ist sowohl in Teemischungen als auch in Hustensäften und Lutschpastillen enthalten.

Ein weiteres, jedoch selteneres Einsatzgebiet sind leichte Entzündungen der Magenschleimhaut. Einige beruhigende Magentees enthalten Eibischwurzel als Bestandteil.

Teezubereitung: Ein knapper Teelöffel (ca. 2 g) der Droge wird mit einer Tasse kaltem Wasser angesetzt, bei Raumtemperatur ein bis zwei Stunden stehen gelassen und mehrmals umgerührt. Danach wird der Ansatz kurz zum Sieden erhitzt und durch ein Teesieb gegeben.

Prüfung auf Identität

Eibischwurzel hat einen schwachen, leicht mehligen Geruch und schmeckt schleimig und etwas süß.

Prüfung A Makroskopie

Es handelt sich bei der zu untersuchenden Eibischwurzel um die geschälte Droge.
- Die Oberfläche der geschälten Droge ist grauweiß und feinfaserig. Die Stücke sind würfelförmig oder unregelmäßig geformt.
- Im Querschnitt ist oft eine etwas dunklere Kambiumlinie zu sehen.
- An einigen Stücken sind sich ablösende Faserbündel und bräunliche Wurzelnarben erkennbar.
- Ungeschälte Stücke mit graubraunem Kork an der Außenseite sind nicht zu finden.

→ **entspricht**

Prüfung B Mikroskopie (2.8.23)

Die Wurzelstückchen werden mit einem elektrischen Mahlwerk pulverisiert (Sieb 355). Auf den Objektträger werden 2–3 Tropfen Chloralhydrat-Lösung R und eine kleine Menge der pulverisierten Droge aufgetragen. Ein Deckglas wird aufgelegt und auf einer Heizplatte vorsichtig zum Sieden erhitzt (unter dem Abzug). Nach dem Erkalten wird die Probe unter dem Mikroskop untersucht. Folgende Merkmale sind erkennbar:
- Bruchstücke von farblosen, meist nicht lignifizierten, dickwandigen Fasern mit gespaltenem oder spitzem Ende;

- Fragmente der Leitgefäße mit netz- oder leiterförmigen Wandverdickungen oder mit Hoftüpfeln;
- Calciumoxalatdrusen;
- Fragmente des Holzparenchyms mit schleimhaltigen Zellen;
- unter Verwendung von Rutheniumrot-Lösung R zeigt das Pulver Anhäufungen von Parenchymzellen, die rötlich gefärbten Schleim enthalten;
- unter Verwendung von gereinigtem Wasser zeigt das Pulver zahlreiche Stärkekörner, gelegentlich auch solche mit Längsspalt;
- die Stärkekörner liegen meist einzeln vor, gelegentlich sind 2–4 miteinander verbunden.

→ **entspricht** (siehe Zeichnung)

Prüfung auf Reinheit
Fremde Bestandteile (2.8.2)
Laut Arzneibuch dürfen höchstens 2 % braun verfärbte, verdorbene Droge enthalten sein.

Durchführung: 50,0 g der Droge werden abgewogen und in dünner Schicht auf weißem Papier ausgebreitet. Fremdbestandteile werden mit dem bloßen Auge oder mit einer Lupe (6-fache Vergrößerung) mittels Pinzette aussortiert. Sie werden gesondert gewogen und ihr Prozentgehalt wird berechnet.

Ergebnis: 0,643 g fremde Bestandteile werden gefunden.
50,0 g = 100 %
0,647 g = x %   x = 1,294 %
→ **entspricht**

Trocknungsverlust (2.2.32)
Der Trocknungsverlust darf laut Arzneibuch höchstens 12,0 % betragen.

Durchführung: 1,000 g pulverisierte Droge (Sieb 710) wird in einem Wägegläschen 2 Stunden lang im Trockenschrank bei 105 °C getrocknet. Im Exsikkator wird das Wägegläschen mit der Droge erkalten gelassen und dann erneut gewogen.

Berechnung:
Tara des Wägegläschens: 28,5732 g
Einwaage an Substanz: 1,0021 g
Gewicht nach der Trocknung: 29,477 g

29,4773 g – 28,5732 g = 0,9041 g Substanz nach dem Trocknen
1,0021 g = 100 %
0,9041g = x %   x % = 90,22 %
100 % – 90,22 % = 9,78 %
→ **entspricht**

Asche
Die Prüfung wird nicht durchgeführt.

Quellungszahl (2.8.4)
Die Quellungszahl gibt das Volumen in Millilitern an, das 1 g Droge einschließlich des anhaftenden Schleims nach dem Quellen in einer wasserhaltigen Flüssigkeit nach 4 Stunden einnimmt. Die Quellungszahl bei Eibischwurzel soll laut Arzneibuch 10 betragen und wird mit pulverisierter Droge (Sieb 710) bestimmt.

Durchführung: Es werden 3 Versuche parallel durchgeführt. Jeweils 1,0 g pulverisierte Droge wird in einen mit Schliffstopfen verschließbaren, in 0,5 ml unterteilten 25-ml-Messzylinder gegeben und mit 1,0 ml Ethanol 96 % befeuchtet. Die Ansätze werden mit 25 ml gereinigtem Wasser versetzt. Dann werden die Messzylinder verschlossen und 1 Stunde lang in Abständen von 10 Minuten kräftig geschüttelt. Anschließend werden sie für 3 Stunden stehen gelassen. 90 Minuten nach dem Ansetzen werden größere Flüssigkeitsvolumen in der Drogenschicht und auf der Flüssigkeitsoberfläche schwimmende Drogenpartikeln durch Drehen der Zylinder um die Längsachse beseitigt. Das Volumen der Droge einschließlich des anhaftenden Schleims wird abgelesen.

Ergebnis: Folgende Werte werden abgelesen: 11 ml, 12,5 ml, 12 ml → der Mittelwert beträgt 11,83 ml. Somit ist die Quellungszahl 11,8.
→ **entspricht**

Prüfprotokoll für Ausgangsstoffe und Defekturarzneimittel
gemäß §§ 6, 8 und 11 ApBetrO*

Prüfdatum	Ausgangsstoff/Defekturarzneimittel	Prüfende Person
10.01.2020	Eibischwurzel, geschält, geschnitten	M. Meier

Datum der Lieferung/Herstellung	06.01.2020	Bezugs-/Herstellmenge	250 g
Lieferant/Hersteller	Pharma Großhandel Klenk	Chargenbezeichnung	6071 A 190115-01
		PZN oder Kurzname der Defektur	02002049 interne Prüfnr. E20200110

Zugrunde liegende Prüfvorschrift/Prüfanweisung
Ph. Eur. 9.0

Art der Prüfung/Prüfmethode/Eigenschaft	Sollwert	Ergebnis
schwacher, leicht mehliger Geruch, schleimiger, leicht süßer Geschmack		entspricht
Makroskopie: grauweiße, feinfaserige, würfelförmige, teilweise unregelmäßig geformte Stücke		entspricht
im Querschnitt z.T. dunklere Linie, an einigen Stücken bräunliche Wurzelnarben		entspricht
keine ungeschälten Stücke mit graubraunem Kork		entspricht
Mikroskopie: Faserbruchstücke mit gespaltenem oder spitzem Ende		entspricht
Leitgefäße mit Tüpfeln, Oxalatdrusen, Holzparenchymfragmente mit Schleimzellen		entspricht
Wasserpräparat: Stärkekörner		entspricht
(siehe beiliegende Zeichnung)		

Bemerkungen/Sonstiges
Das Prüfzertifikat wurde überprüft.

Prüfzertifikat nach § 6 Abs. 3 ApBetrO (falls vorhanden)

Klenk PRÜFZERTIFIKAT
- Art.Nr.: 6071-Radix Althaeae mund.conc.
- Prüfvorschrift: EU AB 9.0
- Ch.-B.: 6071 A 190115-01
- Identität: entspricht
- Reinheit: entspricht
- Trocknungsverlust: 11,2% (max.12,0%)
- Asche: 3,8% (max.6%)
- Fremde Bestandteile: 0,5% (max.2%)
- braungefärbte Droge: 1,0% (max.2,0%)
- Quellungszahl: 24 (mind.10)
- Haltbarkeit: 01.2022
- Prüfdatum: 04.02.2019
- Ergebn.entsp.PV: ja
- Kontrollleiter:
- GMP konform hergestellt und geprüft! Apotheker
- Prüfzertifikat gem. §6(3)ApBetrO
← Hier abziehen

Freigabe durch Apotheker(in)

☒ Identität entspricht
☒ Qualität entspricht
  ☒ siehe Prüfzertifikat
  ☐ siehe Ergebnis der Prüfung

Datum/Unterschrift Apotheker(in)

10.01.2020

M. Fröhlich

* Rezepturarzneimittel (§ 7 ApBetrO) können analog geprüft werden, vorgeschrieben ist nur eine organoleptische Prüfung

Eibischwurzel

Prüfung B Mikroskopie

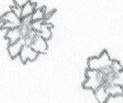
Stärkekörner

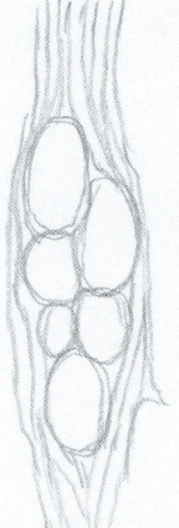
Oxalatdrusen

Bastfasern

Holzparenchym mit schleimhaltigen Zellen

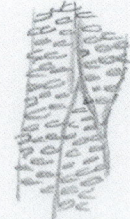
getüpfelte Leitgefäße

Etikett für das Standgefäß

Eibischwurzel wird in eine Drogen-Dose aus Weißblech (Horo-Dose) umgefüllt und in der Teerezeptur gelagert.

Eibischwurzel; geschält, geschnitten, Radix Althaeae mund. conc.	
Monografie: Ph. Eur. 9.0	Hersteller: Klenk
Prüfnummer: E20200123	Bezugsmenge: 250 g
Freigegeben am: 10.01.2020	Verwendbar bis: 31.01.2022
PZN 02002049	

Abbildungen:
Prüfprotokoll für Ausgangsstoffe und Defekturarzneimittel: Deutscher Apotheker Verlag, Stuttgart; Enthält: *Prüfzertifikat Radix Althaeae mund. conc.:* Heinrich Klenk GmbH & Co. KG, Schwebheim
Eibischwurzel: Zeichnung von Heike Steen
Monographie Eibischwurzel, Althaeae radix: Europäisches Arzneibuch 9.0. Amtliche deutsche Ausgabe. Grundwerk 2017 inkl. 1. bis 8. Nachtrag 2019, Deutscher Apotheker Verlag

2028 Eibischblätter

Referenzlösung: 2,5 mg Chlorogensäure *R* und 2,5 mg Quercitrin *R* werden in 10 ml Methanol *R* gelöst.

Platte: DC-Platte mit Kieselgel *R*

Fließmittel: wasserfreie Ameisensäure *R*, Essigsäure 99 % *R*, Wasser *R*, Ethylacetat *R* (11:11:27:100 V/V/V/V)

Auftragen: 10 µl; bandförmig

Laufstrecke: 15 cm

Trocknen: bei 100 bis 105 °C

Detektion: Die Platte wird mit einer Lösung von Diphenylboryloxyethylamin *R* (10 g · l⁻¹) in Methanol *R* und danach mit einer Lösung von Macrogol 400 *R* (50 g · l⁻¹) in Methanol *R* besprüht und 30 min lang an der Luft trocknen gelassen. Die Auswertung erfolgt im ultravioletten Licht bei 365 nm.

Ergebnis: Die Zonenfolge in den Chromatogrammen von Referenzlösung und Untersuchungslösung ist aus den nachstehenden Angaben ersichtlich. Im Chromatogramm der Untersuchungslösung können weitere fluoreszierende Zonen vorhanden sein.

Oberer Plattenrand	
	eine blau fluoreszierende Zone
	eine gelb fluoreszierende Zone
Quercitrin: eine orange Zone	
	eine orange fluoreszierende Zone
	eine orange fluoreszierende Zone
Chlorogensäure: eine blau fluoreszierende Zone	
	eine blau fluoreszierende Zone
	eine orange fluoreszierende Zone
	eine intensive, gelb fluoreszierende Zone
Referenzlösung	**Untersuchungslösung**

Prüfung auf Reinheit

Fremde Bestandteile (2.8.2): höchstens 4 Prozent mit *Puccinia malvacearum* infizierte Blätter, die rote Punkte zeigen; höchstens 2 Prozent andere fremde Bestandteile

Trocknungsverlust (2.2.32): höchstens 10,0 Prozent, mit 1,000 g pulverisierter Droge (355) (2.9.12) durch 2 h langes Trocknen im Trockenschrank bei 105 °C bestimmt

Asche (2.4.16): höchstens 18,0 Prozent

Salzsäureunlösliche Asche (2.8.1): höchstens 2,0 Prozent

Quellungszahl (2.8.4): mindestens 12, mit 0,2 g pulverisierter Droge (355) (2.9.12) bestimmt

9.0/1126

Eibischwurzel
Althaeae radix

Definition

Die geschälte oder ungeschälte, ganze oder geschnittene, getrocknete Wurzel von *Althaea officinalis* L.

Prüfung auf Identität

A. Die ungeschälte, unzerkleinerte Droge besteht aus zylindrischen, etwas gedrehten, bis 2 cm dicken, tief längs gefurchten Wurzeln. Die graubraune Oberfläche trägt zahlreiche Narben von Nebenwurzeln. Der Bruch ist außen faserig, innen rau und körnig. Der Schnitt zeigt eine mehr oder weniger dicke, weißliche Rinde mit einem bräunlichen Periderm und, durch ein ausgeprägtes, bräunliches Kambium deutlich davon getrennt, einen weißen Holzkörper. Die konzentrische Schichtung der Rinde und die strahlenförmige Struktur des Holzkörpers werden beim Befeuchten deutlicher.

Die Oberfläche der geschälten Droge ist grauweiß und feinfaserig. Kork und äußeres Rindenparenchym fehlen.

B. Mikroskopische Prüfung (2.8.23)

Das Pulver der ungeschälten Wurzel ist graubraun, das der geschälten Wurzel weißlich. Die Prüfung erfolgt unter dem Mikroskop, wobei Chloralhydrat-Lösung *R* verwendet wird. Das Pulver zeigt folgende Merkmale (Abb. 1126-1): Bruchstücke von farblosen, meist nicht lignifizierten, dickwandigen Fasern [C, D, M] mit gespaltenem oder spitzem Ende [D], manchmal zusammen mit Parenchymzellen der Markstrahlen [M] oder in Gruppen [C]; Fragmente der Leitgefäße mit netz- oder leiterförmigen Wandverdickungen oder mit Hoftüpfeln [G, H]; Calciumoxalatdrusen von 20 bis 35, meist 25 bis 30 µm Durchmesser, frei vorliegend [K] oder eingeschlossen in Parenchymzellen [B]; Fragmente des Parenchyms [E] mit schleimhaltigen Zellen [Ea, F]; bei der ungeschälten Wurzel Korkfragmente mit dünnwandigen, tafelförmigen Zellen (Aufsicht [A], Querschnitt [L]). Erfolgt die mikroskopische Prüfung unter Verwendung von Rutheniumrot-Lösung R, zeigt das Pulver Anhäufungen von Parenchymzellen, die orangerot gefärbten Schleim enthalten. Bei mikroskopischer Prüfung unter Verwendung von Wasser R zeigt das Pulver zahlreiche etwa 3 bis 25 μm große Stärkekörner [J], gelegentlich auch solche mit einem längs verlaufenden Bildungszentrum. Die Stärkekörner liegen meist einzeln vor [Ja], gelegentlich sind 2 bis 4 miteinander verbunden [Jb].

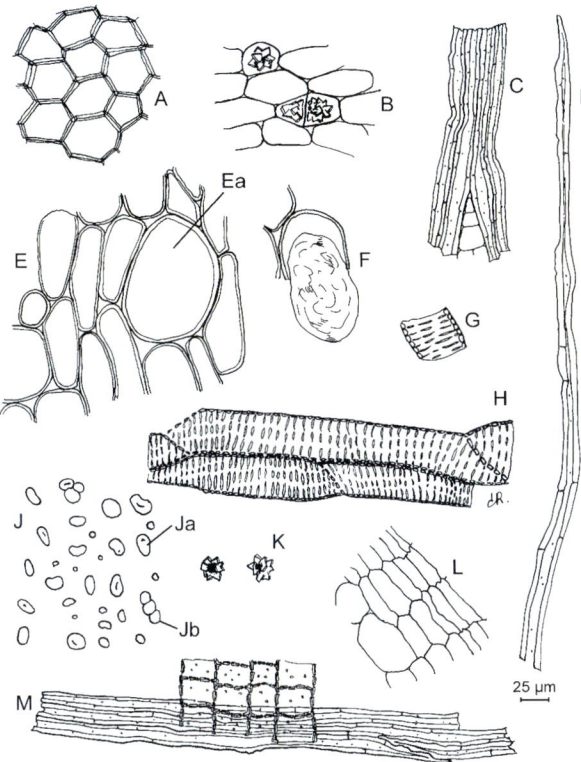

Abb. 1126-1: Zeichnerische Darstellung zu „Prüfung auf Identität, B" von pulverisierter Eibischwurzel

Prüfung auf Reinheit

Fremde Bestandteile (2.8.2): höchstens 2 Prozent braun verfärbte, verdorbene Droge

Trocknungsverlust (2.2.32): höchstens 12,0 Prozent, mit 1,000 g pulverisierter Droge (710) (2.9.12) durch 2 h langes Trocknen im Trockenschrank bei 105 °C bestimmt

Asche (2.4.16): höchstens 6,0 Prozent bei der geschälten und höchstens 8,0 Prozent bei der ungeschälten Wurzel

Quellungszahl (2.8.4): mindestens 10, mit pulverisierter Droge (710) (2.9.12) bestimmt

9.0/1887

Eichenrinde

Quercus cortex

Definition

Die geschnittene und getrocknete Rinde frischer, junger Zweige von *Quercus robur* L., *Quercus petraea* (Matt.) Liebl. oder *Quercus pubescens* Willd.

Gehalt: mindestens 3,0 Prozent Gerbstoffe, berechnet als Pyrogallol ($C_6H_6O_3$; M_r 126,1) und bezogen auf die getrocknete Droge

Prüfung auf Identität

A. Die rinnen- und röhrenförmigen Rindenstücke sind höchstens 3 mm dick. Die Außenseite ist hellgrau oder grünlich grau, fast glatt und zeigt gelegentlich Lenticellen. Die Innenseite ist mattbraun oder rötlich braun und hat schwach hervortretende Längsleisten, deren Breite etwa 0,5 bis 1 mm beträgt. Der Bruch ist splittrig und faserig.

B. Mikroskopische Prüfung (2.8.23)

Das Pulver ist hellbraun oder rötlich braun und faserig. Die Prüfung erfolgt unter dem Mikroskop, wobei Chloralhydrat-Lösung R verwendet wird. Das Pulver zeigt folgende Merkmale: Gruppen dickwandiger Fasern, umgeben von einer mäßig dicken Hülle parenchymatöser Zellen, die Kristalle aus Calciumoxalat enthalten; Korkfragmente, zusammengesetzt aus dünnwandigen, tafelförmigen Zellen, die mit einem bräunlichen oder rötlichen Inhalt gefüllt sind; reichlich Sklereiden, einzeln oder in Gruppen, einige groß mit dicken, vielschichtigen Wänden und verzweigten Tüpfeln, andere kleiner und dünnwandiger, mit einfachen Tüpfeln und oft mit einem dichten, braunen Inhalt; Parenchymfragmente mit Drusen aus Calciumoxalat; gelegentlich Fragmente des dünnwandigen Bastgewebes, wobei einige Zellen auf den schrägen Endwänden Siebplatten zeigen.

C. 1 g pulverisierte Droge (710) (2.9.12) wird mit 10 ml Ethanol 30 % R versetzt, 30 min lang im Wasserbad unter Rückflusskühlung erhitzt und nach dem Abkühlen abfiltriert. Wird 1 ml Filtrat mit 2 ml einer Lösung von Vanillin R (10 g · l^{-1}) in Salzsäure R versetzt, entsteht eine Rotfärbung.

Basiscreme DAC

Cremor basalis DAC, Amphiphile Creme DAC

Prüfvorschrift: Deutscher Arzneimittel Codex 2019/2.
Prüfdatum: 03.02.2020.

Zusammensetzung und Verwendung

Die Basiscreme DAC besteht aus:

Glycerolmonostearat 60	4,0 T
Cetylalkohol	6,0 T
Mittelkettige Triglyceride	7,5 T
Weißes Vaselin	25,5 T
Macrogol-20-glycerolmonostearat	7,0 T
Propylenglykol	10,0 T
Gereinigtes Wasser	40,0 T

Die Basiscreme DAC ist eine fettreiche hydrophile Creme und wird häufig als Rezepturgrundlage verwendet. Verschiedene Wirkstoffe (Erythromycin, Dexpanthenol, Hydrocortison, Betamethasonvalerat, Triamcinolonacetonid, Miconazolnitrat, Polidocanol und andere) können eingearbeitet werden. Durch die enthaltenen 10 % Propylenglykol ist die Zubereitung mikrobiologisch stabil.

Eigenschaften

Aussehen: Weiße, weiche, streichfähige, mit Wasser von der Haut abwaschbare Creme.
Geruch: schwach.
→ **entspricht**

Prüfung auf Identität

Laut DAC ist die Durchführung der Prüfungen A, B und C oder der Prüfungen B und D möglich.

Prüfung B
Prüfung auf nichtionische Emulgatoren:
0,05 g der zu prüfenden Creme werden in einem Reagenzglas mit 0,1 ml einer wässrigen Methylenblau-Lösung (0,15 % m/V), 2 ml verdünnter Schwefelsäure (9,8 % m/V) und 2 ml Dichlormethan versetzt. Nach kräftigem Schütteln ist die obere Phase intensiver blau gefärbt als die untere.
→ **entspricht**

Prüfung D
Prüfung auf hydrophile Creme:
0,5 g der zu prüfenden Creme werden anteilsweise mit 10 ml gereinigtem Wasser verrührt. Es entsteht eine gleichmäßig getrübte, milchige Mischung.
→ entspricht

Prüfung auf Reinheit
Verseifungszahl (nach Ph. Eur. 2.5.6)
Die Verseifungszahl gibt an, wie viel Milligramm Kaliumhydroxid zur Neutralisation der freien Säuren und zur Verseifung der Ester von 1 g Substanz nötig sind. Sie wird mit 8,00 g Basiscreme bestimmt und beträgt laut Arzneibuch 30–42.

Durchführung: 8,00 g Basiscreme wird mit 25,0 ml ethanolischer Kaliumhydroxid-Lösung (0,5 mol/l) und einigen Glasperlen in einen 250 ml-Kolben gegeben. Ein Rückflusskühler wird aufgesetzt und die Mischung 30 Minuten zum Rückfluss erhitzt. Nach Zusatz von 1 ml Phenolphthalein-Lösung R1 wird die noch heiße Lösung sofort mit Salzsäure (0,5 mol/l) titriert. Unter gleichen Bedingungen wird ein Blindversuch durchgeführt.

Berechnung:
$$VZ = \frac{28{,}05 \cdot (n2 - n1)}{m}$$

m = Einwaage Substanz in g = 8,03
n1 = Verbrauch Salzsäure in ml = 12,5
n2 = Verbrauch Salzsäure Blindversuch in ml = 22,7

$$VZ = \frac{28{,}05 \cdot (22{,}7 - 12{,}5)}{8{,}03} = 35{,}63$$

VZ = 36
→ entspricht

Unverseifbare Anteile
Diese Prüfung wird nicht durchgeführt.

Wasser nach der Karl-Fischer-Methode
Diese Prüfung wird nicht durchgeführt.

Homogene Verteilung der Bestandteile
Eine kleine Menge Substanz wird auf einem Objektträger dünn ausgestrichen und unter dem Mikroskop betrachtet. Es ergibt sich ein homogenes Bild, das frei von Agglomeraten ist.
→ entspricht

Prüfprotokoll
für Ausgangsstoffe, Behältnisse, Defekturarzneimittel nach §§ 6, 8, 11, 13 ApBetrO

Sonnen-Apotheke   Apothekenleiter(in): Max Fröhlich
Hauptstr. 33   12345 Musterstadt

Untersucht wurde:	**Basiscreme DAC** Cremor basalis DAC, Amphiphile Creme DAC, Cremor basalis DAC	Interne Prüf-Nr. **0620C-01309**
Hersteller/Lief.:	Caesar & Loretz GmbH	
PZN/Bestell-Nr.:	01096947	
Eingangsdatum:	03.02.2020	
Menge:	1,00 kg	Prüfzertifikat
Verwendbar bis:	03.08.2020 6 Monate – gerechnet ab Anbruch (Prüfdatum)	siehe Anhang
Korrekturfaktor:	keine Eingabe	
Hersteller-Ch.-Bez.:	19173801	
Prüfzertifikat:	Caelo vom 18.07.2019 Das Prüfzertifikat wurde kontrolliert.	
Leitmonographie:	**DAC 2019**	
Prüfmonographie:	DAC	

Eigenschaft/Prüfmethode/Soll- oder Grenzwerte	Ergebnis
Weiße, weiche, streichfähige, mit Wasser von der Haut abwaschbare Creme.	**entspricht**
Geruch [Apo.ger.Prüfv.]: fast nicht wahrnehmbar.	**entspricht**
B: 50mg Subst. / 0,1ml MethylenblauR-Lsg. 0,15% / 2ml verd. SchwefelsäureR / 2ml DichlormethanR / umschütteln - die obere (wässr.) Phase ist intensiver blau gefärbt als die untere.	**obere Phase intensiver blau, entspricht**
D: 0,5g Subst. anteilsweise mit 10ml WasserR verrühren - es entsteht eine gleichmäßig getrübte milchige Mischung.	**gleichmäßig milchig, entspricht**

Die Untersuchung wurde durchgeführt am 03.02.2020 durch: MM

Freigabe
Die Qualität der untersuchten Charge entspricht den vorgeschriebenen Anforderungen. Die Identität wurde nachgewiesen. Die Charge wird freigegeben am 03.02.2020 durch MF.

03.02.2020   *M. Fröhlich*
Datum   Verantwortliche(r): Max Fröhlich (MF)

QUALITÄTSKONTROLLE
CAESAR & LORETZ GmbH
Herderstr. 31
40721 Hilden
Tel.: 02103/49940

Analysenzertifikat

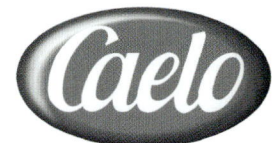

Produkt	3013	Basiscreme
Synonym		Cremor basalis
Engl. Bezeichnung		Base cream
Charge	191738	
Prüfvorschrift	DAC 2011	
Verfalldatum	07.2022	

Prüfung	Spezifikation	Ergebnis
Eigenschaften	Gemäss Prüfvorschrift	Entspricht
-Aussehen	Gemäss Prüfvorschrift	Entspricht
Identität	Gemäss Prüfvorschrift	Entspricht
-DC	Gemäss Prüfvorschrift	Entspricht
-Prüfung B, C	Gemäss Prüfvorschrift	Entspricht
Reinheit	Gemäss Prüfvorschrift	Entspricht
-Verseifungszahl	30 - 42	35,8
-Unverseifb. Anteile m/m	Gemäss Prüfvorschrift	Entspricht
-Wasser	38,0 - 42,0 %	40,58 %
Ergebn.entspr.Prüfvorschr.	*****	Ja

Freigabedatum   18.07.2019   Leiter der Qualitätskontrolle

Dieses Dokument wurde elektronisch erstellt und ist ohne Unterschrift gültig.

Es wird bescheinigt, dass der Ausgangsstoff nach den anerkannten pharmazeutischen Regeln geprüft worden ist und die erforderliche Qualität aufweist.

Etikett für das Standgefäß

Die Basiscreme wird im Originalbehältnis in der Rezeptur aufbewahrt. Neben das vorhandene Etikett wird folgender Anhefter geklebt:

Basiscreme DAC, Cremor basalis DAC, Amphiphile Creme DAC	
Monografie: DAC	Hersteller: Caelo
Prüfnummer: 0620C-01309	Bezugsmenge: 1 kg
Freigegeben am: 03.02.2020	verwendbar bis: 31.07.2022
PZN 01096947	Aufbrauchfrist: 03.08.2020

Abbildungen:
Prüfprotokoll für Ausgangsstoffe, Behältnisse, Defekturarzneimittel nach §§ 6, 8, 11, 13 ApBetrO, Basiscreme DAC: Dr. Lennartz Laborprogramm für Apotheken, Deutscher Apotheker Verlag, Stuttgart
Analysenzertifikat Basiscreme: Caelo, CAESAR & LORETZ GmbH, Hilden
Monographie Cremor basalis: Europäisches Arzneibuch 9.0. Amtliche deutsche Ausgabe. Grundwerk 2017 inkl. 1. bis 8. Nachtrag 2019, Deutscher Apotheker Verlag

| B – 020 |

Basiscreme

Cremor basalis

Definition

Basiscreme ist eine hydrophile Creme aus den unter „Herstellung" genannten Ausgangsstoffen.

Synonym: Amphiphile Creme

Herstellung

100 g Zubereitung enthalten:

Glycerolmonostearat 60 (*DAC*)	4,0 g
Cetylalkohol (*Ph. Eur.*)	6,0 g
Mittelkettige Triglyceride (*Ph. Eur.*)	7,5 g
Weißes Vaselin (*Ph. Eur.*)	25,5 g
Macrogol-20-glycerolmonostearat (*Ph. Eur.*)	7,0 g
Propylenglycol (*Ph. Eur.*)	10,0 g
Gereinigtes Wasser (*Ph. Eur.*)	40,0 g

Die Zubereitung kann wie folgt hergestellt werden:

Glycerolmonostearat 60, Cetylalkohol, Mittelkettige Triglyceride und Weißes Vaselin werden im Wasserbad auf etwa 60 °C erhitzt und anteilsweise mit der auf die gleiche Temperatur erwärmten Mischung von Macrogol-20-glycerolmonostearat, Propylenglycol und Gereinigtem Wasser versetzt. Die Creme wird bis zum Erkalten ständig gerührt und das verdunstete Wasser ergänzt. Anschließend kann die Creme bei engster Spalteinstellung durch einen Dreiwalzenstuhl gegeben werden.

Bei der Herstellung können auch andere Methoden angewandt werden, unter der Voraussetzung, dass die gleiche Qualität wie mit der beschriebenen Methode erzielt wird.

Eigenschaften

Aussehen: weiße, weiche, streichfähige, mit Wasser von der Haut abwaschbare Creme.

Die „Allgemeinen Vorschriften" zu Ph. Eur., DAB und DAC/NRF gelten für alle Monographien und sonstigen Texte.

B – 020	Basiscreme

Prüfung auf Identität

1. A, B, C.
2. B, D.

A. Die Prüfung erfolgt mit Hilfe der Dünnschichtchromatographie (DAC-Probe 11).

Lösemittel: Mischung aus gleichen Volumteilen 2-Propanol *R* und Petroläther *R*.

Untersuchungslösung: 0,4 g Zubereitung werden in 5 mL Lösemittel gelöst.

Referenzlösung: 25 mg Cetylalkohol *R*, 30 mg Mittelkettige Triglyceride (Ph. Eur.) und 0,1 g Weißes Vaselin *R* werden in 5 mL Lösemittel gelöst.

Untersuchungsbedingungen

Stationäre Phase: DC-Platte mit Kieselgel *R**.

Auftragevolumen: je 5 µL, punktförmig.

Fließmittel: Mischung aus 90 Volumteilen Heptan *R*, 9 Volumteilen *tert*-Butylmethylether *R1* und einem Volumteil Essigsäure 99 % *R*.

Entwicklung: 2-mal mit Zwischentrocknung.

Laufstrecke: je 6 cm.

Detektion und Auswertung

Die Platte wird an der Luft getrocknet, mit einer wässrigen Lösung von Ammoniumanilinonaphthalinsulfonat *RN* (1 g · L^{-1}) besprüht, bei 80 °C kurz getrocknet und im UV 365 ausgewertet.

Das Chromatogramm der Referenzlösung zeigt im unteren Drittel mit steigenden R_f-Werten die Flecke des Cetylalkohol und der Mittelkettigen Triglyceride. Im oberen Drittel ist kurz unterhalb der Fließmittelfront der intensive Fleck des Weißen Vaselins zu erkennen. Im Chromatogramm der Untersuchungslösung sind in Höhe der Referenzsubstanzen Flecke mit vergleichbaren Intensitäten vorhanden. Besonders im unteren Drittel können schwache Nebenflecke auftreten.

B. 50 mg Zubereitung werden in einem engen Reagenzglas mit 0,1 mL einer wässrigen Lösung von Methylenblau *R* (1,5 g · L^{-1}), 2 mL verdünnter Schwefelsäure *R* und 2 mL Dichlormethan *R* versetzt. Nach dem Umschütteln ist die obere Phase intensiver blau gefärbt als die untere.

C. 0,5 g Zubereitung werden anteilsweise mit 50 mL Wasser *R* verrührt. Es entsteht eine gleichmäßig getrübte, milchige Mischung. 0,05 mL dieser

---

* Hersteller und Produkte sind im Bezugsquellennachweis III.1.1. aufgeführt.

Beachten Sie den Hinweis auf „Allgemeine Monographien" auf Seite B der Ph. Eur.

| Basiscreme | B – 020 |

Mischung werden unter Kühlung in Eiswasser vorsichtig mit 5 mL einer abgekühlten Mischung von 1 mL Wasser *R* und 9 mL Schwefelsäure *R* versetzt. Die Mischung wird 10 min lang im Wasserbad bei 70 °C erhitzt, abgekühlt und mit 0,2 mL einer wässrigen Lösung versetzt, die Ninhydrin *R* (30 g · L^{-1}) und Natriumdisulfit *R* (25 g · L^{-1}) enthält. Es entwickelt sich eine Violettfärbung, die ihre größte Intensität nach etwa 1 h erreicht. Ein Blindversuch wird durchgeführt; diese Lösung ist nach 1 h höchstens rosa gefärbt.

D. 0,5 g Zubereitung werden anteilsweise mit 10 mL Wasser *R* verrührt. Es entsteht eine gleichmäßig getrübte, milchige Mischung.

Prüfung auf Reinheit

1. **Verseifungszahl (2.5.6):** 30 bis 42, mit 8,00 g Zubereitung bestimmt.
2. **Unverseifbare Anteile (2.5.7):** 25,0 bis 35,0 Prozent, mit 1,00 g Zubereitung bestimmt. Abweichend von der allgemeinen Methode wird *tert*-Butylmethylether *R1* anstatt Ether *R* verwendet.
3. **Wasser (2.5.12):** 38,0 bis 42,0 Prozent, mit 50,0 mg Zubereitung nach der Karl-Fischer-Methode bestimmt. Die Zubereitung wird in einer Mischung aus 20 mL wasserfreiem Methanol *R* und 10 mL Dichlormethan *R* gelöst.
4. **Homogene Verteilung der Bestandteile:** Die Verteilung der Bestandteile ergibt ein homogenes, einheitliches mikroskopisches Bild, das frei von Agglomeraten ist.

Lagerung

Dicht verschlossen, vor Licht geschützt.

Beschriftung

Die Beschriftung erfolgt wie in der Monographie „Halbfeste Zubereitungen zur kutanen Anwendung" (*Ph. Eur.*) angegeben.

Pharmazeutische Verwendung

Basiscreme dient als Rezepturgrundlage und in der Basistherapie als fettreiche hydrophile Creme zur Anwendung bei Dermatitiden besonders im subakuten Erkrankungsstadium

| **B – 020** | Basiscreme |

Die Zubereitung ist durch den Gehalt an 10 Prozent Propylenglycol mikrobiologisch stabil.

*Haltbarkeit des Ausgangsstoffs: Als Laufzeit der Zubereitung im nicht angebrochenen Originalbehältnis werden 3 Jahre, als Verwendbarkeitsfrist nach Anbruch 6 Monate empfohlen (siehe auch **DAC-Anlage I** und Allg. Hinweise **I.4.**).*

Die Zubereitung ist Bestandteil folgender NRF-Rezepturvorschriften:

– *Dimethylsulfoxid-Creme 50 % (**NRF 2.6.**)*

– *Hydrophile Diltiazemhydrochlorid-Creme 2 % (**NRF 5.7.**)*

– *Hydrophile Isosorbiddinitrat-Rektalcreme 1 % (**NRF 5.9.**)*

– *Hydrophile Glyceroltrinitrat-Rektalcreme 0,2 % (**NRF 5.10.**)*

– *Hydrophile Dexpanthenol-Creme 5 % (**NRF 11.28.**)*

– *Hydrophile Prednisolonacetat-Creme 0,25 % / 0,5 % (**NRF 11.35.**)*

– *Hydrophile Hydrocortison-Creme 0,25 % / 0,5 % / 1 % (**NRF 11.36.**)*

– *Hydrophile Betamethasonvalerat-Creme 0,025 % / 0,05 % / 0,1 % (**NRF 11.37.**)*

– *Hydrophile Triamcinolonacetonid-Creme 0,025 % / 0,05 % / 0,1 % (**NRF 11.38.**)*

– *Hydrophile Clobetasolpropionat-Creme 0,05 % (**NRF 11.76.**)*

– *Hydrophile Erythromycin-Creme 1 % / 2 % / 4 % (**NRF 11.77.**)*

– *Hydrophile Miconazolnitrat-Creme 2 % (**NRF 11.79.**)*

– *Hydrophile Methoxsalen-Creme 0,0006 % (**NRF 11.96.**)*

– *Hydrophile Tretinoin-Creme 0,025 % / 0,05 % / 0,1 % (**NRF 11.100.**)*

– *Hydrophile Chlorhexidindigluconat-Creme 0,5 / 1 % (**NRF 11.116.**)*

– *Hydrophile Polidocanol-Creme 5 % / 10 % (**NRF 11.118.**)*

– *Hydrophile Capsaicinoid-Creme 0,025 % / 0,05 % / 0,1 % (**NRF 11.125.**)*

– *Hydrophile Triamcinolonacetonid-Creme 0,025 % / 0,05 % / 0,1 % mit Chlorhexidindigluconat 1 % (**NRF 11.136.**)*

– *Hydrophile Erythromycin-Creme 2 % mit Metronidazol 1 % (**NRF 11.138.**)*

– *Hydrophile Prednicarbat-Creme 0,08 % / 0,15 % / 0,25 % (**NRF 11.144.**)*

– *Hydrophile Prednicarbat-Creme 0,08 % / 0,15 % / 0,25 % mit Octenidindihydrochlorid 0,1 % (**NRF 11.145.**)*

Beachten Sie den Hinweis auf „Allgemeine Monographien" auf Seite B der Ph. Eur.

Dickflüssiges Paraffin

Paraffinum liquidum

Definition: Gereinigtes Gemisch flüssiger, gesättigter Kohlenwasserstoffe aus Erdöl.
Prüfvorschrift: Europäisches Arzneibuch 9.5.
Prüfdatum: 05.02.2020.

Zusammensetzung und Verwendung

Dickflüssiges Paraffin ist als Hilfsstoff sowohl in Kosmetika zur Pflege trockener Haut als auch in vielen medizinischen Cremes und Salben zur Behandlung von Hauterkrankungen enthalten. Es ist lipophil und hydrophob. Im Gegensatz zu pflanzlichen Ölen ist es sehr stabil und wird nicht ranzig. In Zubereitungen zur dermalen Anwendung schützt es die Haut vor dem Austrocknen, da es den transepidermalen Wasserverlust vermindert.

Eigenschaften

Aussehen: farblose, klare, ölige im Tageslicht nicht fluoreszierende Flüssigkeit.
→ entspricht

Löslichkeit: praktisch unlöslich in Wasser, schwer löslich in Ethanol 96 %, mischbar mit Kohlenwasserstoffen.
Die Substanz lässt sich praktisch nicht mit Wasser oder Ethanol 96 % mischen. Sie ist jedoch mischbar mit Ether.
→ entspricht

Prüfung auf Identität

Laut Arzneibuch ist die Durchführung der Prüfungen A und C oder der Prüfungen B und C möglich.

Prüfung B

In einem Reagenzglas wird 1 ml Substanz mit 1 ml Natriumhydroxid-Lösung (0,1 mol/l) unter leichtem Schütteln etwa 30 Sekunden lang vorsichtig zum Sieden erhitzt. Beim Abkühlen auf Raumtemperatur entstehen zwei Phasen. Nach Versetzen der wässrigen Phase mit 0,1 ml Phenolphthalein-Lösung R entsteht eine Rotfärbung.
→ entspricht

Prüfung C
Prüfung der Viskosität (2.2.9):
Diese Prüfung wird mit dem Kapillarviskosimeter (nach Ubbelohde) bei 20,0 ± 0,1 °C durchgeführt. Die Viskosität beträgt laut Arzneibuch 110–230 mPa·s.

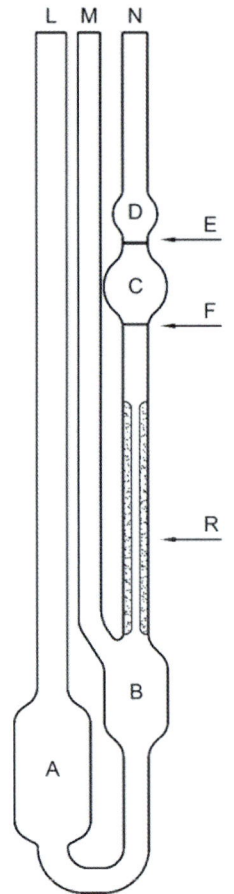

Durchführung: Das Paraffin wird durch Rohr L in das Viskosimeter gefüllt und senkrecht für 30 Minuten in ein Wasserbad (20,0 ± 0,1 °C) gestellt. Rohr M wird geschlossen und das Flüssigkeitsniveau im Rohr N bis etwa 8 mm oberhalb der Marke E erhöht. Rohr N wird geschlossen, Rohr M geöffnet, das Flüssigkeitsniveau bleibt. Nach dem Öffnen des Rohrs N wird mit der Stoppuhr die Zeit gemessen, die das Flüssigkeitsniveau braucht, um von der Markierung E zur Markierung F zu sinken.

Die Messung wird noch zweimal wiederholt und der Mittelwert aus den drei Messungen bestimmt. Die Abweichung der einzelnen Werte voneinander darf höchstens 2 % betragen.

Ergebnis: 629 s, 637 s, 639 s → Mittelwert: 635 s

(Bild: Kapillarviskosimeter nach Ubbelohde (Ph. Eur.))

Berechnung:

$\eta = k \cdot \varrho \cdot t$

- ϱ = Dichte der zu prüfenden Flüssigkeit, kann durch Multiplikation der relativen Dichte mit 0,99820 (Messung bei 20 °C) bestimmt werden
  $\varrho = 0,866 \times 0,99820$ g/l = 0,8644 g/l
- k = Konstante des Viskosimeters = 0,3300 mm^2/s^2
- t = Durchflusszeit der Prüfsubstanz von der oberen zur unteren Marke

$\eta = 0,3300$ mm^2/s$^2 \cdot 0,8644$ g/l $\cdot 635$ s = 181 mPa·s

Ergebnis: Die Viskosität beträgt 181 mPa·s.
→ **entspricht**

Prüfung auf Reinheit

Sauer oder alkalisch reagierende Substanzen

10 ml Substanz werden mit 20 ml siedendem gereinigtem Wasser versetzt und eine Minute kräftig geschüttelt. Die wässrige Phase wird abgetrennt und filtriert. 10 ml Filtrat werden mit 0,1 ml Phenolphthalein-Lösung R versetzt.

Die Lösung muss farblos sein, sonst wären alkalisch reagierende Verunreinigungen enthalten.
→ **entspricht**

0,1 ml Natriumhydroxid-Lösung (0,1 mol/l) wird hinzugefügt.
Die Lösung muss sich rot färben, sonst wären sauer reagierende Verunreinigungen enthalten.
→ **entspricht**

Relative Dichte

Unter der relativen Dichte versteht man das Massenverhältnis gleicher Volumenteile der zu untersuchenden Flüssigkeit zu Wasser.
Die relative Dichte von dickflüssigem Paraffin beträgt 0,827–0,890. Sie wird bei 20 °C Raumtemperatur mit einem Pyknometer bestimmt.

Durchführung: Das Pyknometer wird zunächst leer gewogen. Danach wird es mit dickflüssigem Paraffin gefüllt und erneut gewogen. Das Pyknometer wird sorgfältig gespült und nun mit Wasser gefüllt und wiederum gewogen. Aus den Ergebnissen wird die relative Dichte berechnet.

- Pyknometer leer: 26,5280 g
- Pyknometer mit dickflüssigem Paraffin: 69,0200 g
- Pyknometer mit Wasser: 75,6260 g

Berechnung:

$$\text{Relative Dichte} = \frac{\text{Masse Substanz}}{\text{Masse Wasser}}$$

Masse Substanz = 69,0200 g – 26,5280 g = 42,4920 g
Masse Wasser = 75,6260 g – 26,5280 g = 49,0980 g

$$\text{Relative Dichte} = \frac{42{,}4920 \text{ g}}{49{,}0980 \text{ g}} = 0{,}866$$

Die relative Dichte beträgt 0,866.
→ **entspricht**

Viskosität
Siehe unter Prüfung auf Identität, Prüfung C.
→ **entspricht**

Polycyclische aromatische Kohlenwasserstoffe
Diese Prüfung wird nicht durchgeführt.

Verhalten gegen Schwefelsäure
Diese Prüfung wird nicht durchgeführt.

Feste Paraffine
Diese Prüfung wird nicht durchgeführt.

Prüfprotokoll für Ausgangsstoffe und Defekturarzneimittel
gemäß §§ 6, 8 und 11 ApBetrO*

Prüfdatum	Ausgangsstoff/Defekturarzneimittel	Prüfende Person
05.02.2020	Dickflüssiges Paraffin	M. Meier

Datum der Lieferung/Herstellung	04.02.2020	Bezugs-/Herstellmenge	500 ml
Lieferant/Hersteller	Pharma Großhandel Fagron	Chargenbezeichnung	19H09-T01-070898
		PZN oder Kurzname der Defektur	00941435 interne Prüfnr. P20200205

Zugrunde liegende Prüfvorschrift/Prüfanweisung

Ph. Eur. 9.5

Art der Prüfung/Prüfmethode/Eigenschaft	Sollwert	Ergebnis
farblose, klare, ölige im Tageslicht nicht fluoreszierende Flüssigkeit		entspricht
praktisch unlöslich in Wasser, mischbar mit Ether		entspricht
Identitätsprüfung B: 1ml Substanz + 1 ml NaOH-Lsg (0,1 mol/l) vorsichtig erhitzen		
nach Abkühlen zwei Phasen		
wässrige Phase + 0,1 ml Phenolphthalein-Lsg R	Rotfärbung	entspricht
Identitätsprüfung C: Viskosität (Kapillarviskosimeter)	110-230 mPa·s	181 mPa·s

Bemerkungen/Sonstiges

Das Prüfzertifikat wurde überprüft.

Prüfzertifikat nach § 6 Abs. 3 ApBetrO (falls vorhanden)

Freigabe durch Apotheker(in)

☒ Identität entspricht
☒ Qualität entspricht
　　☒ siehe Prüfzertifikat
　　☐ siehe Ergebnis der Prüfung

Datum/Unterschrift Apotheker(in)

05.05.2020

M. Fröhlich

* Rezepturarzneimittel (§ 7 ApBetrO) können analog geprüft werden, vorgeschrieben ist nur eine organoleptische Prüfung

Etikett für das Standgefäß

Die Basiscreme wird im Originalbehältnis in der Rezeptur aufbewahrt. Neben das vorhandene Etikett wird folgender Anhefter geklebt:

Paraffin, dickflüssig, Paraffinum liquidum	
Monografie: Ph. Eur. 9.5	Hersteller: Fagron
Prüfnummer: P20200205	Bezugsmenge: 500 ml
Freigegeben am: 05.02.2020	Verwendbar bis: 31.07.2022
PZN 00941435	

Abbildungen:
Kapillarviskosimeter nach Ubbelohde: Europäisches Arzneibuch 9.0. Amtliche deutsche Ausgabe. Grundwerk 2017 inkl. 1. bis 8. Nachtrag 2019, Deutscher Apotheker Verlag
Prüfprotokoll für Ausgangsstoffe und Defekturarzneimittel: Deutscher Apotheker Verlag, Stuttgart; Enthält: *Prüfzertifikat Paraffin, dickflüssig* : Fagron GmbH & Co. KG, Glinde
Monographie Dickflüssiges Paraffin, Paraffinum liquidum: Europäisches Arzneibuch 9.0. Amtliche deutsche Ausgabe. Grundwerk 2017 inkl. 1. bis 8. Nachtrag 2019, Deutscher Apotheker Verlag

9.5/0239

Dickflüssiges Paraffin
Paraffinum liquidum

Definition

Gereinigtes Gemisch flüssiger, gesättigter Kohlenwasserstoffe aus Erdöl

Eigenschaften

Aussehen: farblose, klare, ölige, im Tageslicht nicht fluoreszierende Flüssigkeit

Löslichkeit: praktisch unlöslich in Wasser, schwer löslich in Ethanol 96 %, mischbar mit Kohlenwasserstoffen

Prüfung auf Identität

1: A, C
2: B, C

A. IR-Spektroskopie (2.2.24)

Vergleich: Dickflüssiges-Paraffin-Referenzspektrum der Ph. Eur.

B. In einem Reagenzglas wird 1 ml Substanz mit 1 ml Natriumhydroxid-Lösung (0,1 mol · l⁻¹) unter andauerndem Schütteln etwa 30 s lang vorsichtig zum Sieden erhitzt. Beim Abkühlen auf Raumtemperatur entstehen 2 Phasen. Wird die wässrige Phase mit 0,1 ml Phenolphthalein-Lösung *R* versetzt, entsteht eine Rotfärbung.

C. Die Substanz entspricht der Prüfung „Viskosität" (siehe „Prüfung auf Reinheit").

Prüfung auf Reinheit

Sauer oder alkalisch reagierende Substanzen: 10 ml Substanz werden mit 20 ml siedendem Wasser *R* versetzt und 1 min lang kräftig geschüttelt. Die wässrige Phase wird abgetrennt und filtriert. 10 ml Filtrat werden mit 0,1 ml Phenolphthalein-Lösung *R* versetzt. Die Lösung muss farblos sein. Bis zum Umschlag nach Rosa dürfen höchstens 0,1 ml Natriumhydroxid-Lösung (0,1 mol · l⁻¹) verbraucht werden.

Relative Dichte (2.2.5): 0,827 bis 0,890

Viskosität (2.2.9): 110 bis 230 mPa · s

Polycyclische aromatische Kohlenwasserstoffe: *Reagenzien zur UV-Spektroskopie sind zu verwenden.*

25,0 ml Substanz und 25 ml Hexan *R* (Hexan *R* wird vor der Verwendung durch 2-maliges Ausschütteln mit einem Fünftel seines Volumens an Dimethylsulfoxid *R* gewaschen) werden in einen 125-ml-Scheidetrichter, dessen Schliffteile (Stopfen, Hahn) nicht eingefettet sind, gegeben. Die Mischung wird mit 5,0 ml Dimethylsulfoxid *R* versetzt, 1 min lang kräftig geschüttelt und bis zur Bildung von 2 klaren Phasen stehen gelassen. Die untere Phase wird in einen zweiten Scheidetrichter überführt. Nach Zusatz von 2 ml Hexan *R* und kräftigem Schütteln wird dieser Scheidetrichter bis zur Bildung von 2 klaren Phasen stehen gelassen. Die Absorption (2.2.25) der unteren Phase wird zwischen 260 und 420 nm gemessen, wobei die klare untere Phase, die durch kräftiges, 1 min langes Ausschütteln von 5,0 ml Dimethylsulfoxid *R* mit 25 ml Hexan *R* erhalten wurde, als Kompensationsflüssigkeit verwendet wird. Als Referenzlösung dient eine Lösung von Naphthalin *R* (7,0 mg · l⁻¹) in Trimethylpentan *R*. Die Absorption dieser Lösung wird im Maximum bei 275 nm gegen Trimethylpentan *R* als Kompensationsflüssigkeit gemessen. Bei keiner Wellenlänge zwischen 260 und 420 nm darf die Absorption der Untersuchungslösung größer als ein Drittel der Absorption der Referenzlösung bei 275 nm sein.

Verhalten gegen Schwefelsäure: Ein Reagenzglas mit Schliffstopfen von etwa 125 mm Länge und etwa 18 mm innerem Durchmesser mit 2 Graduierungsmarken bei 5 und 10 ml wird mit heißem Wasser *R* (Temperatur mindestens 60 °C), Aceton *R*, Heptan *R* und anschließend mit Aceton *R* gewaschen, bei 100 bis 110 °C getrocknet und im Exsikkator erkalten gelassen. In dieses Reagenzglas werden 5 ml Substanz, dann 5 ml nitratfreie Schwefelsäure *R* 1 gegeben. Das Reagenzglas wird verschlossen und in Richtung der Längsachse so kräftig wie möglich 5 s lang geschüttelt. Das geöffnete Reagenzglas wird sofort in ein Wasserbad gestellt, ohne dass das Reagenzglas Boden und Wände des Wasserbads berührt, und 10 min lang erhitzt, wobei nach 2, 4, 6 und 8 min das Reagenzglas aus dem Wasserbad herausgenommen und in Richtung der Längsachse 5 s lang so kräftig wie möglich geschüttelt wird. Anschließend wird das Reagenzglas aus dem Wasserbad herausgenommen, 10 min lang stehen gelassen und 5 min lang bei 2000 *g* zentrifugiert. Die untere Phase darf nicht stärker gefärbt sein (2.2.2, Methode I) als eine Mischung von 0,5 ml Stammlösung Blau, 1,5 ml Stammlösung Rot, 3,0 ml Stammlösung Gelb und 2 ml einer Lösung von Salzsäure *R* (10 g · l⁻¹).

Feste Paraffine: Eine geeignete Menge Substanz wird 2 h lang bei 100 °C getrocknet und im Exsikkator über Schwefelsäure *R* erkalten gelassen. Die Substanz wird in ein Reagenzglas von etwa 25 mm innerem Durchmesser gegeben. Dieses wird verschlossen und in eine Eis-Wasser-Mischung getaucht. Nach 4 h muss die Substanz noch so durchsichtig sein, dass ein auf weißes Papier aufgetragener, 0,5 mm breiter, schwarzer, vertikal verlaufender Strich in der horizontalen Durchsicht deutlich erkennbar ist.

8212 Dickflüssiges Paraffin

Lagerung

Vor Licht geschützt

Funktionalitätsbezogene Eigenschaften

Dieser Abschnitt liefert Informationen zu Eigenschaften, die sich als relevante Prüfparameter für eine oder mehrere Funktionen der Substanz erwiesen haben, wenn diese als Hilfsstoff (siehe 5.15) verwendet wird. Einige der Eigenschaften, die im Abschnitt „Funktionalitätsbezogene Eigenschaften" beschrieben sind, können ebenfalls im verbindlichen Teil der Monographie aufgeführt sein, da sie auch verbindliche Qualitätskriterien darstellen. In diesen Fällen enthält der Abschnitt „Funktionalitätsbezogene Eigenschaften" einen Verweis auf die im verbindlichen Teil der Monographie beschriebenen Prüfungen. Die Kontrolle der Eigenschaften kann zur Qualität eines Arzneimittels beitragen, indem die Gleichförmigkeit des Herstellungsverfahrens und die Funktionalität des Arzneimittels bei der Anwendung verbessert werden. Wenn Prüfmethoden angegeben sind, haben sie sich für den jeweiligen Zweck als geeignet erwiesen, jedoch können andere Methoden ebenfalls angewendet werden. Werden für eine bestimmte Eigenschaft Ergebnisse vorgelegt, muss die Prüfmethode angegeben sein.

Die folgenden Eigenschaften können für Dickflüssiges Paraffin, das als Weichmacher in Salben oder als Schmiermittel in Tabletten und Kapseln verwendet wird, relevant sein.

Viskosität: siehe „Prüfung auf Reinheit"

Prüfung auf Identität

1: A, C
2: B, C

A. IR-Spektroskopie (2.2.24)

Vergleich: Dickflüssiges-Paraffin-Referenzspektrum der Ph. Eur.

B. In einem Reagenzglas wird 1 ml Substanz mit 1 ml Natriumhydroxid-Lösung (0,1 mol · l^{-1}) unter andauerndem Schütteln etwa 30 s lang vorsichtig zum Sieden erhitzt. Beim Abkühlen auf Raumtemperatur entstehen 2 Phasen. Wird die wässrige Phase mit 0,1 ml Phenolphthalein-Lösung R versetzt, entsteht eine Rotfärbung.

C. Die Substanz entspricht der Prüfung „Viskosität" (siehe „Prüfung auf Reinheit").

Prüfung auf Reinheit

Sauer oder alkalisch reagierende Substanzen: 10 ml Substanz werden mit 20 ml siedendem Wasser R versetzt und 1 min lang kräftig geschüttelt. Die wässrige Phase wird abgetrennt und filtriert. 10 ml Filtrat werden mit 0,1 ml Phenolphthalein-Lösung R versetzt. Die Lösung muss farblos sein. Bis zum Umschlag nach Rosa dürfen höchstens 0,1 ml Natriumhydroxid-Lösung (0,1 mol · l^{-1}) verbraucht werden.

Relative Dichte (2.2.5): 0,810 bis 0,875

Viskosität (2.2.9): 25 bis 80 mPa · s

Polycyclische aromatische Kohlenwasserstoffe: *Reagenzien zur UV-Spektroskopie sind zu verwenden.*

25,0 ml Substanz und 25 ml Hexan R (Hexan R wird vor der Verwendung durch 2-maliges Ausschütteln mit einem Fünftel seines Volumens an Dimethylsulfoxid R gewaschen) werden in einen 125-ml-Scheidetrichter, dessen Schliffteile (Stopfen, Hahn) nicht eingefettet sind, gegeben. Die Mischung wird mit 5,0 ml Dimethylsulfoxid R versetzt, 1 min lang kräftig geschüttelt und bis zur Bildung von 2 klaren Phasen stehen gelassen. Die untere Phase wird in einen zweiten Scheidetrichter überführt. Nach Zusatz von 2 ml Hexan R und kräftigem Schütteln wird dieser Scheidetrichter bis zur Bildung von 2 klaren Phasen stehen gelassen. Die Absorption (2.2.25) der unteren Phase wird zwischen 260 und 420 nm gemessen, wobei die klare untere Phase, die durch kräftiges, 1 min langes Ausschütteln von 5,0 ml Dimethylsulfoxid R mit 25 ml Hexan R erhalten wurde, als Kompensationsflüssigkeit verwendet wird. Als Referenzlösung dient eine Lösung von Naphthalin R (7,0 mg · l^{-1}) in Trimethylpentan R. Die Absorption dieser Lösung wird im Maximum bei 275 nm gegen Trimethylpentan R als Kompensationsflüssigkeit gemessen. Bei keiner Wellenlänge zwischen 260 und 420 nm darf die Absorption der Untersuchungslösung größer als ein Drittel der Absorption der Referenzlösung bei 275 nm sein.

9.5/0240

Dünnflüssiges Paraffin
Paraffinum perliquidum

Definition

Gereinigtes Gemisch flüssiger, gesättigter Kohlenwasserstoffe aus Erdöl

Eigenschaften

Aussehen: farblose, klare, ölige, im Tageslicht nicht fluoreszierende Flüssigkeit

Löslichkeit: praktisch unlöslich in Wasser, schwer löslich in Ethanol 96 %, mischbar mit Kohlenwasserstoffen

Kopfläuse

Immer wieder suchen verunsicherte Eltern Rat in der Apotheke, wenn ihre Kinder Kopfläuse aus dem Kindergarten oder aus der Schule mitgebracht haben. Der Befall des behaarten Kopfes mit Läusen wird auch als Pediculose (Pediculosis capitis) bezeichnet. Wichtig ist die konsequente, richtige Behandlung, um die Plagegeister wieder loszuwerden. Verschiedene Arzneimittel und Medizinprodukte stehen dafür zur Verfügung. Allgemeine Informationen zum Thema Läuse und zu ergänzenden Maßnahmen runden das Beratungsgespräch ab.

Lebenszyklus der Kopfläuse

Die Kopfläuse werden bis zu 3 mm groß, haben eine Lebensdauer von ca. 3–4 Wochen und sind auf den Menschen spezialisiert. Sie sind grau-bräunlich bzw. nach einer Blutmahlzeit rötlich braun und haben sechs Beine mit speziellen Klauen, die ihnen das Fortbewegen entlang der Haare ermöglichen. Alle 3–5 Stunden benötigen die Läuse eine Blutmahlzeit. Läuse können weder springen, noch fliegen.

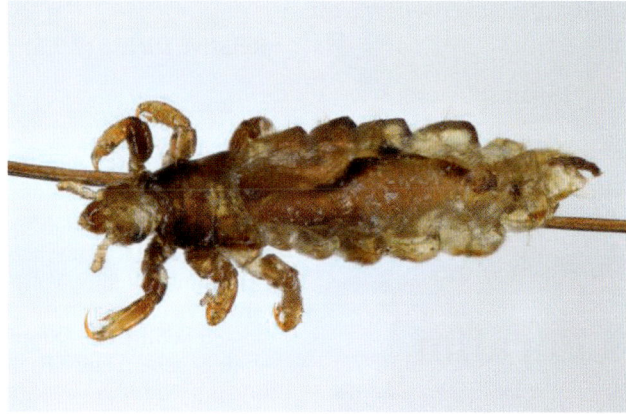

(Bild: Thomasz/Adobe Stock)

Die weibliche Laus legt pro Tag 5–10 Eier; im Laufe ihres Lebens ca. 200 Eier. Mit einer Art Kitt werden die Eier an den Haaren, relativ dicht an der Kopfhaut befestigt und können durch Haare waschen nicht entfernt werden. Bevorzugte Stellen der Eiablage sind am Nacken, an den Schläfen und hinter den Ohren.

Nach sieben bis zehn Tagen schlüpfen aus den Eiern die Nymphen. Nach weiteren neun bis zwölf Tagen sind sie geschlechtsreif. Die leere Eihülle (Nisse) sieht weißlich aus und bleibt am Haar kleben. Im Gegensatz zu Schuppen lässt sie sich nur schwer vom Haar abstreifen. Nissen, die weiter als 1 cm von der Kopfhaut entfernt sind, sind entweder leer oder die Laus darin ist bereits tot.

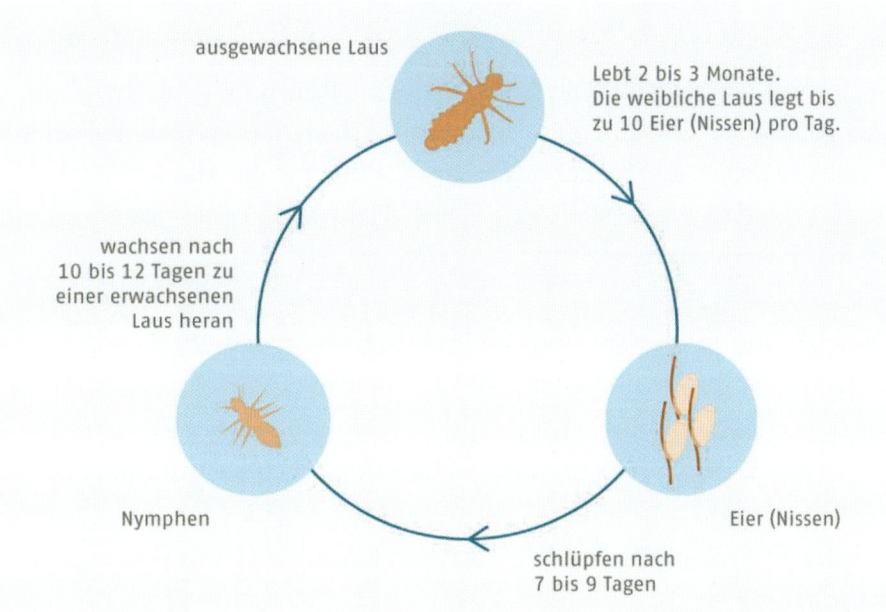

(Bild: Schäfer/Ude/Ude: Pädiatrische Pharmazie)

Ansteckung und Symptome

Kopfläuse sind auf regelmäßige Blutmahlzeiten angewiesen. Außerhalb der Kopfhaut überleben sie nicht lange. Die Ansteckung erfolgt also in erster Linie von Kopf zu Kopf, seltener über Gegenstände wie Polstermöbel, Mützen oder Kuscheltiere. Es kann jeden treffen, denn ein Kopflausbefall hat nichts mit mangelnder Hygiene zu tun. Auch werden Läuse nicht von Haustieren übertragen.

Nicht jeder Betroffene bemerkt den Befall durch den typischen Juckreiz auf der Kopfhaut. Im Speichel der Läuse befinden sich Substanzen, die beim Blutsaugen an den Körper abgegeben werden. Es dauert mehrere Wochen, bis der Körper sensibel auf diese Allergene reagiert. Der erste Befall mit Läusen ist daher häufig symptomlos. Eventuell werden kleine rote Punkte an den Einstichstellen sichtbar. Bei erneutem Befall bilden sich nach ein bis zwei Tagen kleine Papeln und Quaddeln. Die Kopfhaut juckt. Durch Kratzen entstehen Krusten und es besteht die Gefahr einer bakteriellen Sekundärinfektion. Bei stärkeren Entzündungen ist daher ein Arztbesuch zu empfehlen.

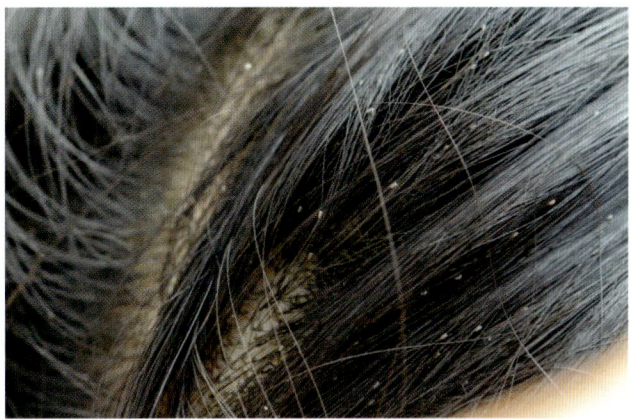

(Bild: khunkorn/Adobe Stock)

Behandlung

Zur Behandlung stehen Präparate zur Verfügung, die die Läuse auf chemischem oder physikalischem Wege abtöten. Sie enthalten entweder Insektizide (Pyrethroide) oder verschiedene Öle (meist Silikonöle), teilweise mit weiteren Zusätzen. Für eine zuverlässige Wirkung sind die sorgfältige Behandlung nach Packungsbeilage des jeweiligen Mittels und das gründliche Auskämmen mit dem Nissenkamm wichtig.

Das Robert-Koch-Institut empfiehlt folgendes Behandlungsschema:
- **Tag 1**: Behandlung mit einem Läusemittel nach Packungsanweisung, anschließend nass auskämmen.
- **Tag 5**: nass auskämmen, um früh nachgeschlüpfte Larven zu entfernen, bevor sie mobil sind.
- **Tag 8, 9 oder 10**: erneute Behandlung mit dem Läusemittel, um spät nachgeschlüpfte Läuse abzutöten.
- **Tag 13**: Kontrolle durch nasses Auskämmen.
- **Tag 17**: evtl. letzte Kontrolle durch nasses Auskämmen.

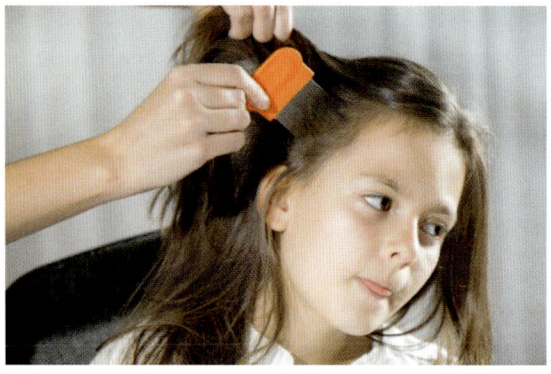

(Bild: Mediteraneo/Adobe Stock)

Medizinprodukte mit physikalischer Wirkung gegen Kopfläuse

Enthalten sind verschiedene Öle (z.B. Silikonöle, Kokosöl, Mineralöle) oder Neembaumsamenextrakt. Die Öle verschließen die seitlichen Atemöffnungen der Läuse und führen so zum Ersticken. Die im Neembaumsamenextrakt enthaltenen Polyphenole dringen in die Atemöffnungen ein und hemmen den Sauerstofftransport. Die Läuse ersticken ebenfalls. Die Präparate sind meist gut verträglich. Einige können auch bei Schwangeren, Stillenden und Säuglingen bedenkenlos eingesetzt werden.

Beispiel: *Nyda*®
Hierbei handelt es sich um ein Spray, welches Silikonöle (Dimeticon) enthält. *Nyda*® kann auch bei Schwangeren, Stillenden und Säuglingen eingesetzt werden. Für Kinder unter 12 Jahren kann es zu Lasten der Krankenkasse vom Arzt auf Rezept verordnet werden.

Anwendung: Das trockene Haar wird sorgfältig mit *Nyda*® eingesprüht. Das Haar, vor allem der Haaransatz, muss gut durchfeuchtet sein. Nach einer Einwirkzeit von mindestens 8 Stunden wird das Mittel mit einem normalen Shampoo wieder ausgespült. Danach wird das Haar Strähne für Strähne mit einem feinzinkigen Nissenkamm (am besten aus Metall) ausgekämmt, um abgetötete Läuse und Nissen zu entfernen. Es empfiehlt sich, die Anwendung nach acht bis zehn Tagen zu wiederholen. In dieser Zeit schlüpfen die Läuse aus den Nissen, die bei der ersten Behandlung noch nicht erwischt wurden.

Nyda® express Pumplösung hat eine Einwirkzeit von nur 10 Minuten, ist allerdings nicht verordnungsfähig.
Nyda® plus ist mit einem Kammapplikator ausgestattet und enthält keine Duftstoffe. Es muss eine Stunde einwirken und ist ebenfalls nicht verordnungsfähig.
Das neue *Nyda® Läusespray* hat wie *Nyda® express* eine Einwirkzeit von 10 Minuten, ist verordnungsfähig und enthält einen Läusekamm in der Packung.
Die Anwendung aller Produkte ist abgesehen von der Einwirkzeit gleich.

Weitere Medizinprodukte, die Dimeticon enthalten, sind *Dimet® 20, EtoPril®, Jacutin® Pedicul Fluid* und *Linicin® Lotion*. Sie werden alle auf das trockene Haar aufgetragen. Die Einwirkzeit ist je nach Präparat unterschiedlich. Nicht alle Mittel dürfen bei Kindern unter 6 Monaten eingesetzt werden.

Im *Mosquito® med Läuse Shampoo 10* ist ein sehr reines Mineralöl (White Oil) enthalten, das ebenfalls die Atemöffnungen der Läuse verschließt. Außerdem löst das Öl die Wachsschicht des Läusepanzers. Die Laus trocknet aus. Es ist für Kinder ab 1 Jahr zugelassen.

Licener® Hennig Shampoo ist erst für Kinder ab 2 Jahren geeignet. Es enthält einen Extrakt aus Neembaumsamen.

Einige Medizinprodukte enthalten flüchtige Zusatzstoffe oder niedrigviskose Silikonöle, die entflammbar sein können. In der Packungsbeilage findet sich der Hinweis, das Haar während der Anwendung von Zündquellen (brennende Zigaretten, Kerzen) fernzuhalten.

Arzneimittel mit chemischer Wirkung gegen Kopfläuse

Die Arzneimittel enthalten Pyrethroide (Permethrin) oder Pyrethrumextrakte, gewonnen aus Chrysanthemenarten. Hierbei handelt es sich um Insektizide, die zum Beispiel auch im Pflanzenschutz eingesetzt werden. Die Substanzen sind neurotoxisch. Sie greifen das Nervensystem der Läuse an. Die Läuse krampfen, sind bewegungsunfähig und sterben. Unter der Behandlung können vereinzelt Unverträglichkeitsreaktionen auftreten. Auch sind Resistenzen bekannt. Während der Einwirkzeit sollte der behaarte Kopf nicht mit einer Plastikhaube abgedeckt werden. Auch dürfen chemische Mittel nicht auf verletzter Haut angewendet werden. Beides könnte die Resorption des Insektizids verstärken.

Beispiel: *InfectoPedicul® Lösung*
InfectoPedicul® enthält das Pyrethroid Permethrin und ist ein apothekenpflichtiges Arzneimittel. Für Kinder ab 3 Jahren kann es in der Selbstmedikation empfohlen werden. Eine Anwendung bei

jüngeren Kindern ab 2 Monaten ist unter ärztlicher Aufsicht möglich. Auch kann es für Kinder bis 12 Jahren zu Lasten der Krankenkasse verordnet werden.

Anwendung: Vor der Anwendung werden die Haare mit einem normalen Shampoo (ohne Spülung) gewaschen. *InfectoPedicul*® wird auf das feuchte Haar gleichmäßig aufgetragen, vor allem in Kopfhautnähe. Die Menge variiert je nach Haarlänge. Nach einer Einwirkzeit von 30–45 Minuten kann das Mittel mit klarem, warmem Wasser ausgespült werden. Eine einmalige Anwendung reicht normalerweise aus. Sicherheitshalber wird dennoch eine zweite Behandlung nach 8–10 Tagen empfohlen. Auch hier ist das sorgfältige Auskämmen mit einem Nissenkamm wichtiger Bestandteil einer erfolgreichen Behandlung.

Ein weiteres Arzneimittel mit Pyrethroiden ist *Goldgeist*® *forte*.

Goldgeist® *forte* enthält Pyrethrumextrakt und wird auf das trockene Haar aufgetragen. Die weitere Anwendung ist gleich. Für langes Haar wird eine ganze Flasche (75 ml) benötigt, bei kurzem Haar die Hälfte und für Kleinkinder max. 25 ml.

Häufige Anwendungsfehler:

- Das Mittel wurde nicht lange genug einwirken gelassen.
- Es wurde zu wenig von dem Mittel aufgetragen und/oder nicht gleichmäßig im Haar verteilt.
- Das Mittel wurde auf nassem Haar (statt trockenem) aufgetragen und dadurch verdünnt.
- Nach dem Auftragen wurde ein Handtuch um den Kopf gewickelt, was das Mittel teilweise aufgesogen hat.

Prophylaxe

Die prophylaktische Wirkung der Mittel ist begrenzt. Sie können angewendet werden, wenn zum Beispiel ein Aushang im Kindergarten auf das Vorkommen von Kopfläusen hinweist.
Die Alternative ist das sogenannte **nasse Auskämmen** zur Kontrolle. Das Haar wird mit einem normalen Shampoo gewaschen. Danach kommt eine Haarspülung ins Haar (nicht ausspülen). Sie verbessert die Kämmbarkeit und hindert die Läuse am Weglaufen. Nun wird das Haar mit dem Nissenkamm Strähne für Strähne von der Kopfhaut bis zu den Spitzen ausgekämmt. Durch Ausstreichen des Kamms auf Küchenpapier oder einem Papiertaschentuch können die Läuse besser identifiziert werden. Einige Kämme sind sogar mit einer kleinen Lupe ausgestattet. Ein eventueller Befall kann auf diesem Weg besser entdeckt werden als durch alleinige Sichtkontrolle.

In *AntiJump*® ist ein Extrakt aus dem Zitroneneukalyptus enthalten, der die Läuse abhalten soll. Die Wirkung hält allerdings nur 12 Stunden an.

Hedrin® Protect & Go enthält Dimeticon und 1,2-Octandiol und wird nach der Haarwäsche auf das feuchte Haar gesprüht. Es soll die Läuse schädigen, bevor sie sich auf dem Kopf richtig niederlassen und vermehren können.

Mosquito® Läuse 2in1 Shampoo + Abwehr ist zur Behandlung geeignet und enthält weitere Stoffe, die bis zu drei Tage vor erneutem Befall schützen sollen. Neben dem für Läuse unangenehmen Geruch wird deren Fortbewegung entlang der Haare erschwert.

Weitere Maßnahmen:

- Information des Kindergartens, der Schule oder weiterer Kontaktpersonen,
- Kontrolle der Familienmitglieder (nasses Auskämmen),
- Kämme, Haarbürsten, Haarspangen in heißer Seifenlauge reinigen,
- Schlafanzüge, Bettwäsche, Handtücher wechseln und bei 60°C waschen,
- Kopfbedeckungen, Schals, Kuscheltiere für drei Tage in einer Plastiktüte verpackt aufbewahren oder einen Tag in die Gefriertruhe legen,
- Polstermöbel absaugen.

Eltern sind verpflichtet, den Kindergarten oder die Schule zu informieren, wenn ihr Kind Läuse hat. Nach einer (richtig durchgeführten!) Behandlung darf das Kind den Kindergarten bzw. die Schule wieder besuchen. Eine ärztliche Bescheinigung ist nicht erforderlich. Es reicht, wenn die Eltern die erfolgte Behandlung schriftlich bestätigen.

Verwendete Literatur und Quellen:
www.kindergesundheit-info.de (Zugriff: 01/2020)
www.kopflaus.info (Zugriff: 01/2020)
www.laeuse.de (Zugriff: 01/2020)
www.mosquito-laeuse.de (Zugriff: 01/2020)
www.nyda.de (Zugriff: 01/2020)
www.pediculosis-gesellschaft.de (Zugriff: 01/2020)
www.rki.de (Zugriff: 01/2020)

Abbildungen:
Adobe Stock, https://stock.adobe.com/de
Schäfer C, Ude C, Ude M. Pädiatrische Pharmazie. Handbuch für die Weiterbildung der PediaAkademie. Deutscher Apotheker Verlag, Stuttgart 2019

Beratung in der Selbstmedikation – Sodbrennen

„Guten Tag, ich hätte gerne etwas gegen Sodbrennen." Mit diesem Wunsch kommen Kunden häufig in die Apotheke und wünschen eine schnelle Linderung ihrer Beschwerden. Dennoch gilt es, im Beratungsgespräch abzuklären, ob eine Selbstmedikation möglich ist oder ob der Kunde an einen Arzt verwiesen werden sollte. Auch bei einem gezielten Wunsch nach einem bestimmten Präparat ist zu klären, ob dieses Medikament für den Kunden geeignet ist.

Folgende Punkte sind in der Beratung anzusprechen:

- Für wen ist das Arzneimittel bzw. wer hat die Beschwerden?
    - Erwachsener, Kind, Schwangere?
- Welche Beschwerden haben Sie? Wie häufig, wie stark? Seit wann bestehen die Beschwerden?
    - Hinterfragen der Eigendiagnose.
    - Selbstmedikation möglich oder Empfehlung Arztbesuch?
    - Gewünschtes Präparat für das Beschwerdebild geeignet?
- Was haben Sie bereits unternommen? Mit welchem Erfolg?
    - Bisher eingenommenes Arzneimittel hat nicht geholfen oder gute Erfahrungen mit Präparat XY?
    - Weitere Selbstmedikation möglich oder Empfehlung Arztbesuch?
    - Waren Sie schon beim Arzt?
- Welche anderen Medikamente nehmen Sie ein?
    - Hinweis auf andere Erkrankungen (Kontraindikationen) und wichtig für die Prüfung auf Wechselwirkungen.
- Informationen zum Arzneimittel:
    - Dosierung,
    - Art und Dauer der Anwendung,
    - relevante Neben- und Wechselwirkungen,
    - Lagerung,
    - Grenzen der Selbstmedikation.
- Zusatztipps:
    - sinnvolle Zusatzempfehlungen (z.B. Tee, Pflegecreme, Vitaminpräparat),
    - nichtmedikamentöse Maßnahmen (z.B. Ernährungstipps, viel trinken, Anwendung von Wärme).

Mit drei bis fünf Fragen können die wichtigsten Punkte im Beratungsgespräch geklärt werden. Eine individuelle Beratung ist besser als ein striktes Vorgehen nach Schema.
Offene Fragen (W-Fragen) bringen den Kunden zum Reden und liefern Informationen. Wichtig ist, auf Signale des Kunden zu achten. Hat er es eilig? Fühlt er sich ausgefragt? Erzählt er viel zu viel?

Geschlossene Fragen sind Fragen, die mit „ja" oder „nein" beantwortet werden können. Sie führen zwar schnell zum Ergebnis, liefern aber nicht so viele Information. Bei Beschwerden, die dem Kunden peinlich sind oder um den Redefluss zu stoppen sind sie ebenfalls hilfreich. Alternativfragen (Möchten Sie lieber einen Saft oder Tabletten?) geben dem Kunden eine Wahlmöglichkeit und helfen bei der Entscheidung.

Hintergrundwissen – Aufbau und Funktion des Magens

Die Nahrung gelangt durch den Mund über die Speiseröhre in den Magen. Die glatte Magenmuskulatur kontrahiert rhythmisch und durchmischt die Nahrung mit Magensaft. Nach einer gewissen Verweildauer gelangt der Speisebrei portionsweise in den Dünndarm. Innen ist der Magen mit einer Schleimhaut ausgekleidet. Die Belegzellen der Schleimhaut sind an der Säureproduktion beteiligt. Das saure Milieu im Magen (pH 1–1,5) sorgt dafür, dass mit der Nahrung aufgenommene Mikroorganismen unschädlich gemacht werden. Außerdem bewirkt die Magensäure eine Denaturierung der Nahrungseiweiße und die Aktivierung des eiweißspaltenden Enzyms Pepsin. Die Eiweißverdauung wird in Gang gesetzt. Der von der Magenschleimhaut gebildete Schleim schützt die Schleimhaut vor der Selbstverdauung durch Säure und Pepsin. Auch der für die Vitamin-B12-Resorption wichtige Intrinsic Factor wird im Magen gebildet.

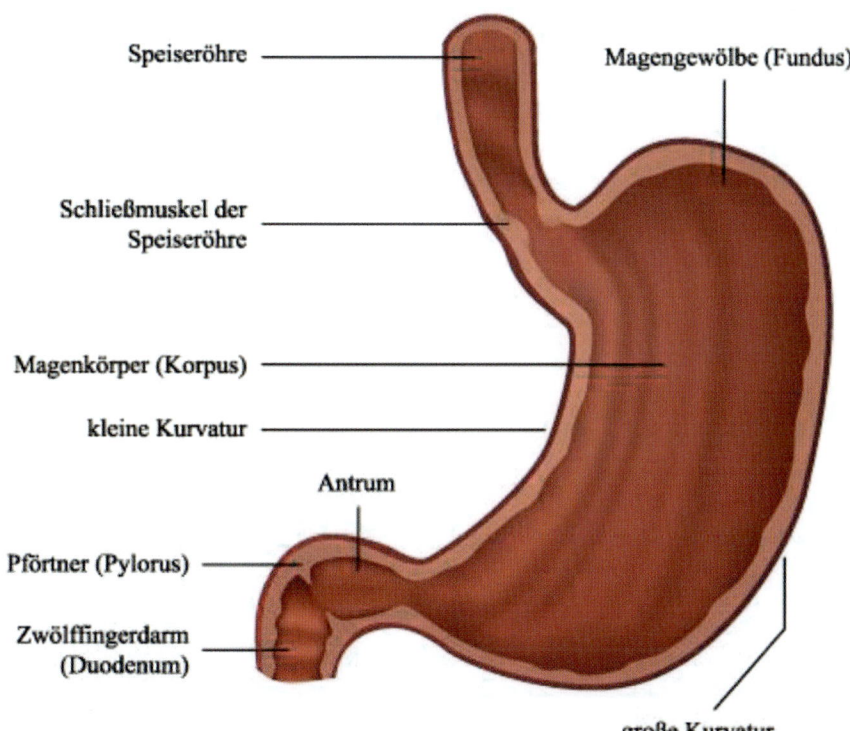

(Bild: bilderzwerg/Adobe Stock)

Sodbrennen

Am Übergang von der Speiseröhre zum Magen befindet sich ein Schließmuskel (Ösophagussphinkter), der verhindert, dass saurer Mageninhalt in die Speiseröhre zurückfließt. Ist dieser Muskel geschwächt (bei älteren Menschen) oder ist der Magendruck zu groß, kommt es zum Sodbrennen bzw. Reflux. Der Patient hat ein saures Aufstoßen mit brennenden Schmerzen hinter dem Brustbein. Weitere Beschwerden sind Oberbauchschmerzen und Übelkeit.

Gelegentliches Sodbrennen kann gut in der Selbstmedikation behandelt werden. Es ist meist ernährungs- oder stressbedingt. Bei länger anhaltenden Beschwerden ist ein Arztbesuch zu empfehlen. Mit der Zeit kann sich aus einem leichten Sodbrennen eine gastroösophagale Refluxkrankheit mit Entzündung der Speiseröhre, eine Magenschleimhautentzündung oder ein Magengeschwür entwickeln.

Auch im letzten Drittel der Schwangerschaft leiden viele Frauen unter Sodbrennen. Das wachsende Kind drückt zunehmend auf den Magen und die Spannung des Schließmuskels ist hormonell bedingt vermindert.

Grenzen der Selbstmedikation:

- starke bzw. lang anhaltende Beschwerden,
- Nüchternschmerz, andauernde Appetitlosigkeit, Gewichtsverlust, Erbrechen, starke Schluckbeschwerden,
- Verdacht auf Magengeschwür (Blut im Stuhl, Blässe und Müdigkeit als Zeichen von Eisenmangel/Blutverlust),
- hohes Fieber,
- Verdacht auf Arzneimittel-Nebenwirkung,
- keine Beschwerdebesserung nach 14 Tagen Selbstmedikation (die Anwendung aller nachfolgend aufgeführten Arzneimittel ist auf maximal zwei Wochen beschränkt),
- Kleinkinder,
- Schwangere (eine kurzzeitige Behandlung ist in der Selbstmedikation aber möglich).

Arzneimittel gegen Sodbrennen in der Selbstmedikation

Antazida

Antazida wirken relativ schnell, da sie direkt die Säure im Magen binden. Ihre Wirkung hält allerdings nicht so lange an. Sie sollen zwar eine gewisse Neutralisationskapazität aufweisen, aber den Magen nicht zu stark alkalisieren. Letzteres hätte eine verstärkte Säureproduktion zur Folge (Rebound-Effekt).
Eingesetzt werden verschiedene Aluminium- und Magnesiumverbindungen, die sogenannten Schichtgitterantazida. Sie verfügen über eine gute Pufferkapazität und erhalten ein leicht saures Milieu im Magen. Da Aluminiumsalze leicht obstipierend und Magnesiumsalze leicht abführend wirken können, ist die Kombination sinnvoll.

Präparatebeispiele:

Hydrotalcit	*Talcid®*
Algeldrat, Magnesiumhydroxid	*Maaloxan®*
Magaldrat	*Riopan®, Magaldrat ratiopharm*

Schichtgitterantazida sind recht gut verträglich und können bei Bedarf bis zu viermal täglich am besten eine Stunde nach dem Essen oder vor dem Zubettgehen eingenommen werden. Sie sind als Kautablette oder als Suspension, meist in Portionsbeuteln, im Handel. Die Portionsbeutel sind vor der Einnahme gut durchzukneten, Kautabletten können auch gelutscht werden. Wichtig ist ein Abstand zur Einnahme anderer Arzneimittel (Schilddrüsenhormone, Tetrazykline, Gyrasehemmer, Bisphosphonate u.a.), da Antazida deren Resorption vermindern können (Komplexbildung).
Antazida sind ohne Rücksprache mit dem Arzt nicht für Kinder unter 12 Jahren geeignet. Auch bei Niereninsuffizienz bzw. Nierenfunktionsstörungen sollten sie nicht empfohlen werden.

Reine Carbonate (*Rennie®*, enthält Calcium- und Magnesiumcarbonat) oder Natriumhydrogencarbonat (Natron) sind weniger empfehlenswert. Sie haben keine Pufferwirkung und können bei Überdosierung zu einem Säurerebound und zu Völlegefühl und Blähungen führen.

In *Gaviscon® dual* (Kautablette, Suspension) ist Calciumcarbonat mit Natriumalginat kombiniert. Natriumalginat bildet mit der Magensäure ein zähflüssiges Gel, welches den Rückfluss der Säure in die Speiseröhre verhindert. *Gaviscon® Advance* (Suspension) enthält nur Natriumalginat. Beide Produkte sind auch für Schwangere geeignet.

Protonenpumpenhemmer

Die Protonenpumpenhemmer Omeprazol, Esomeprazol und Pantoprazol sind in einer Dosierung von 20 mg und in einer kleinen Packung (max. 14 Stück) apothekenpflichtig. Nach der Magenpassage und Resorption im Dünndarm gelangen diese Wirkstoffe über das Blut in die Belegzellen des Magens. Dort hemmen sie das Enzym Na^+/K^+-ATPase, das H^+-Ionen (Protonen) zur Salzsäurebildung in den Magen schleust. Somit wird die Bildung der Magensäure vermindert. Die Hemmung der Na^+/K^+-ATPase (Protonenpumpe) ist irreversibel. Das heißt, um wieder mehr Säure zu produzieren, müssen neue Enzyme gebildet werden.

Präparatebeispiele:

Omeprazol	*Omep® akut, Omeprazol ratiopharm*
Esomeprazol	*Nexium® control, Esomeprazol Heumann*
Pantoprazol	*Pantozol® control, Pantoprazol 1A Pharma*

Im Gegensatz zu den Antacida tritt die Wirkung nicht so schnell ein, hält dafür aber länger an. Die Tabletten bzw. Kapseln werden einmal täglich eingenommen, am besten morgens. Es handelt sich um magensaftresistente Darreichungsformen, da Protonenpumpenhemmer säurelabil sind. Auf einen Einnahmeabstand zur Mahlzeit von mindestens einer halben Stunde ist daher unbedingt zu achten.

In der Selbstmedikation ist die regelmäßige Einnahme auf zwei Wochen begrenzt. Bei längerer Einnahme würden einige Arzneistoffe, aber auch Mineralstoffe wie Calcium oder Magnesium und Vitamin B12 schlechter vom Körper aufgenommen werden. Wird zum Beispiel Pantoprazol vom Arzt regelmäßig verordnet, ist eventuell eine Substitution empfehlenswert.
Die apothekenpflichtigen Protonenpumpenhemmer sind ab 18 Jahren zugelassen.

H_2-Antihistaminika

Histamin ist ein körpereigenes Gewebshormon. Es hat vielfältige Funktionen im Körper. Im Magen besetzt es die H_2-Rezeptoren in der Magenschleimhaut, was eine verstärkte Magensäurebildung zur Folge hat. H_2-Antihistaminika blockieren diese Rezeptoren. Histamin kann nicht andocken und die Säureproduktion wird vermindert.
In der Behandlung des Sodbrennens haben diese Arzneistoffe eine geringe Bedeutung. Apothekenpflichtig ist nur das Ranitidin (*Ranitidin 75 1A Pharma*) in der Stärke 75 mg und in einer kleinen Packung. Es ist zugelassen für Jugendliche ab 16 Jahren und Erwachsene. Die Wirkung tritt nach 30–60 Minuten ein und hält ca. 12 Stunden an.

Naturheilkundliche Behandlungsmöglichkeiten

Neben den bereits erwähnten Arzneimittelgruppen gibt es auch die Möglichkeit, Sodbrennen mit pflanzlichen, homöopathischen oder anthroposophischen Mitteln zu behandeln. Es wird jeweils ein Beispiel kurz vorgestellt.

Pflanzliche Therapieoption – *Iberogast®*
Iberogast® Tropfen enthalten eine Mischung mehrerer Pflanzenextrakte (bittere Schleifenblume, Angelikawurzel, Kamillenblüten, Kümmelfrüchte, Mariendistelfrüchte, Melissenblätter, Pfefferminzblätter, Schöllkraut, Süßholzwurzel). Sie lindern verschiedene Magenbeschwerden wie Magenschmerzen und -krämpfe, Völlegefühl, Sodbrennen, Blähungen und Übelkeit. Kinder ab 13 Jahren und Erwachsene nehmen dreimal täglich 20 Tropfen in etwas Wasser vor oder zu den Mahlzeiten ein. Zugelassen ist *Iberogast®* für Kinder ab 3 Jahren. Wegen des enthaltenen Schöllkrauts sollte *Iberogast®* nicht bei Leberfunktionsstörungen oder erhöhten Leberwerten empfohlen werden.

Homöopathische Therapieoption – *Robinia D6*
Das homöopathische Einzelmittel *Robinia D6* ist ein Klassiker bei folgenden Leitsymptomen: Sodbrennen, saures Aufstoßen, evtl. begleitet von Erbrechen, Besserung durch Essen. Weitere Symptome können Magendrücken und Blähungen sein. Begleitend sollte eine Ernährungsumstellung stattfinden. Die Tabletten oder Globuli sind für Schwangere geeignet. Bei chronischen Beschwerden lässt man 3x täglich 1 Tablette oder 5 Globuli im Mund zergehen. In akuten Phasen auch häufiger.

Anthroposophische Therapieoption – *Robinia comp. Globuli velati*
Die *Robinia comp. Globuli velati* von WALA lindern Sodbrennen, stärken die angegriffene Magenschleimhaut und schützen den Magen vor Stress. 3–6x täglich lässt man 5–10 Globuli im Mund zergehen. Die Globuli sind für Schwangere, Stillende und Kleinkinder geeignet.

Zusatzempfehlungen:

- Verzicht auf bzw. Reduktion von Zucker, Süßigkeiten, Kuchen usw.,
- Reduktion von Kaffee,
- zu fette und zu scharfe Speisen vermeiden,
- auf Alkohol verzichten und nicht rauchen,
- mehrere kleine Mahlzeiten über den Tag verteilt einnehmn,
- keine reichhaltigen Mahlzeiten am späten Abend einnehmen,
- Übergewicht reduzieren,
- mit leicht erhöhtem Oberkörper schlafen,
- keine zu enge Kleidung tragen,
- Kamillentee trinken (keine bitterstoffhaltigen Magentees! Bitterstoffe fördern die Säureproduktion),
- Stressreduktion, Entspannungsübungen.

Verwendete Literatur und Quellen:
ABDA-Datenbank. Online: https://abdata.de/datenangebot/abda-datenbank/ (Zugriff: 01/2020)
Kemmritz K, Ude C, Immel-Sehr A. Braun/Schulz – Selbstbehandlung, Beratung in der Apotheke. Govi- Verlag – ein Imprint der Avoxa Mediengruppe, Eschborn 2019
Wemhöner R, Steen H, Schrank AJ. Arzneimittelkunde für PTA, 9. Aufl., Deutscher Apotheker Verlag, Stuttgart 2019
www.fachinfo.de (Zugriff: 01/2020)
www.iberogast.de (Zugriff: 01/2020)
www.walaarzneimittel.de (Zugriff: 01/2020)

Abbildungen:
Adobe Stock, https://stock.adobe.com/de

Betäubungsmittel in der Apotheke

Neben freiverkäuflichen, apothekenpflichtigen und verschreibungspflichtigen Arzneimitteln können in der Apotheke auch sogenannte Betäubungsmittel (BtM) vorrätig gehalten und an den Kunden abgegeben werden.

Was sind Betäubungsmittel?

Betäubungsmittel sind die in den Anlagen I bis III des Gesetzes über den Verkehr mit Betäubungsmitteln (Betäubungsmittelgesetz, BtMG) aufgeführten Stoffe und Zubereitungen.

Die **Anlage I** enthält nicht verkehrsfähige Betäubungsmittel. Dazu zählen illegale Drogen zum Beispiel Lysergid (LSD).

In **Anlage II** sind verkehrsfähige, aber nicht verschreibungsfähige Substanzen aufgelistet. Hier finden sich Rohstoffe für die Arzneimittelherstellung, beispielsweise Cocablätter, aus denen das Cocain gewonnen wird.

Und in **Anlage III** sind die verkehrs- und verordnungsfähigen Betäubungsmittel aufgeführt. Diese Stoffe und Zubereitungen dürfen von einem Arzt, Zahnarzt oder Tierarzt verordnet und in der Apotheke an den Patienten abgegeben werden.

Beim Umgang mit Betäubungsmitteln (Bezug vom Großhandel, Lagerung in der Apotheke, Abgabe an den Kunden) sind besondere gesetzliche Vorschriften zu beachten und einzuhalten. Apothekenrelevant sind das schon erwähnte Betäubungsmittelgesetz, die Betäubungsmittelverschreibungsverordnung (BtMVV, Verordnung über das Verschreiben, die Abgabe und den Nachweis des Verbleibs von Betäubungsmitteln) und die Betäubungsmittelbinnenhandelsverordnung (BtMBinHV), die Erwerb und Abgabe von BtM unter den Teilnehmern des Betäubungsmittelverkehrs (Hersteller, Großhandel, Apotheke) regelt. Für die Überwachung des Betäubungsmittelverkehrs ist die Bundesopiumstelle des BfArM mit Sitz in Bonn zuständig.

Wie erfolgt die Lieferung eines BtM vom Großhändler?

Hat die Apotheke ein BtM beim Großhändler bestellt, erfolgt die Lieferung zwar zusammen mit den anderen Arzneimitteln, aber in einem separaten, verschlossenen Umschlag und während der Öffnungszeiten; also nicht über Nacht. Außerdem ist ein vierteiliges Formblatt erforderlich. Das Verfahren wird auch als Abgabebelegverfahren bezeichnet.

Folgende Angaben müssen auf allen Teilen vorhanden sein:
- BtM-Nummer und Anschrift des Abgebenden (Großhändler),
- BtM-Nummer und Anschrift des Erwerbers (Apotheke),
- PZN, Anzahl der Packungseinheiten, Packungseinheit (kg, g, mg oder St.), genaue Bezeichnung des BtM,
- Abgabedatum.

Die einzelnen Teile des Formblattes sind:
- **Abgabemeldung**: wird vom Großhandel an die Bundesopiumstelle geschickt.
- **Empfangsbestätigung**: wird von einem Apothekenmitarbeiter bei Erhalt des BtM mit Datum und Unterschrift versehen und spätestens am nächsten Werktag zurück an den Großhändler geschickt.
- **Lieferschein**: wird in der Apotheke ebenfalls mit Datum und Unterschrift versehen und 3 Jahre aufbewahrt.
- **Lieferscheindoppel**: behält der Großhandel so lange bis die Empfangsbestätigung der Apotheke bei ihm eingetroffen ist. Es kann dann vernichtet werden.

Die Retoure eines BtM von der Apotheke an den Großhandel erfolgt genauso. In diesem Fall ist die Apotheke die Abgebende und der Großhandel der Empfänger.

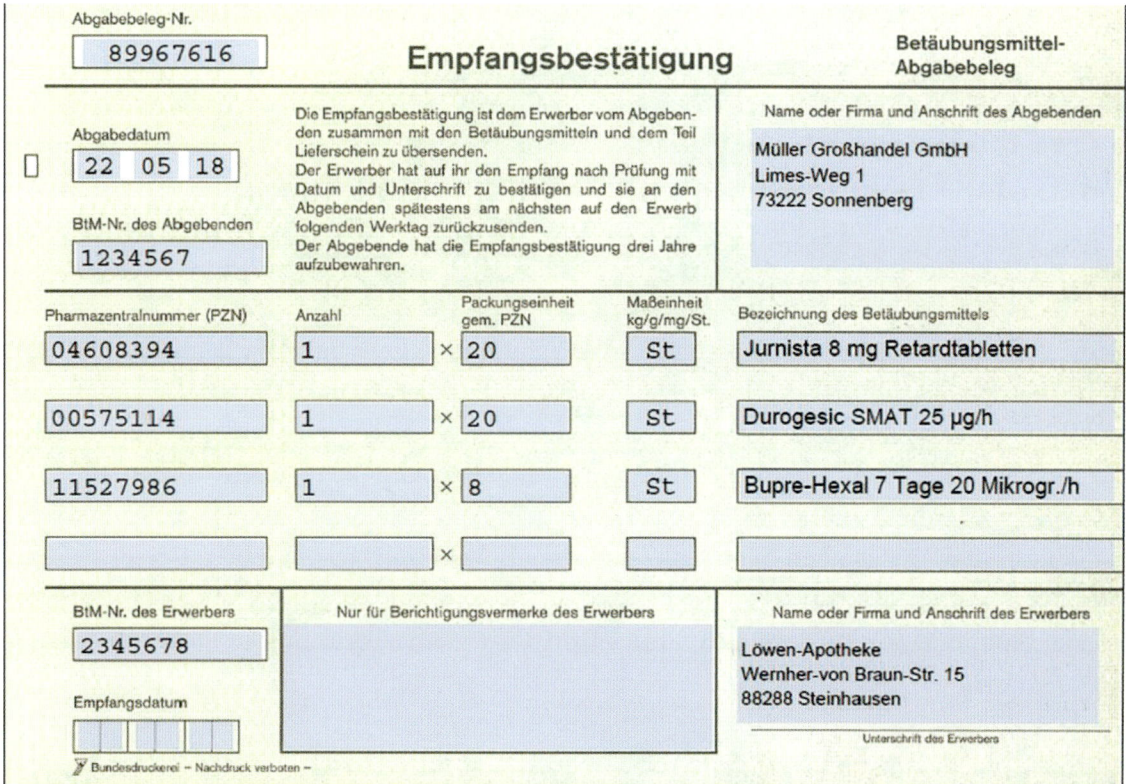

(Bild: Häußermann/Böhmer: Betäubungsmittel in der Apothekenpraxis)

Wo werden BtM in der Apotheke gelagert?

Betäubungsmittel müssen vor einer unbefugten Entnahme gesichert aufbewahrt werden, zum Beispiel in einem speziellen Tresor, der von den Kunden nicht gesehen werden kann.

Was ist bei der Abgabe zu beachten?

Die Abgabe eines BtM erfolgt nach Vorlage eines Betäubungsmittelrezeptes. Hierbei handelt es sich um ein dreiteiliges amtliches Formblatt. Teil I und II werden in der Apotheke vorgelegt, wobei Teil I in der Apotheke zur Dokumentation verbleibt und Teil II zur Abrechnung mit der Krankenkasse dient. Teil III verbleibt beim Arzt. Das BtM-Rezept ist 8 Tage gültig (7 Tage + Ausstellungsdatum). Jedes BtM-Rezept hat eine neunstellige Rezeptnummer und muss folgende Angaben enthalten:

- Name, Anschrift und Geburtsdatum des Patienten,
- Krankenkassendaten,
- Ausstellungsdatum,
- eindeutige Bezeichnung des Betäubungsmittels und die Menge,
- Gebrauchsanweisung oder Vermerk „gemäß schriftlicher Anweisung",
- Name, Anschrift, Telefonnummer, Berufsbezeichnung des Arztes (bei Gemeinschaftspraxen muss der verordnende Arzt unterstrichen sein).

Außerdem können verschiedene Kennzeichen auf dem Rezept angegeben sein.

Ein „**A**" bedeutet Überschreitung der Höchstmenge. Der Arzt darf für einen Patienten nicht mehr als zwei Betäubungsmittel in den vorgegebenen Höchstmengen innerhalb von 30 Tagen verordnen (§ 2 BtMVV Abs. 1). Zwei Fertigarzneimittel mit demselben Wirkstoff aber in zwei unterschiedlichen Darreichungsformen (z. B. Morphin Ampullen und Morphin Retardtabletten) zählen als ein Betäubungsmittel.

Bei einem „**N**" handelt es sich um eine Notfall-Verschreibung. Falls ein Arzt, zum Beispiel bei einem Hausbesuch, kein BtM-Rezept zur Hand hat, darf er das BtM ausnahmsweise auf einem normalen Kassen- oder Privatrezept verordnen und muss „Notfall-Verschreibung" vermerken. Wenn es nicht älter als einen Tag ist, darf das Rezept in der Apotheke beliefert werden, der Apotheker muss allerdings vorher Rücksprache mit dem Arzt halten. Sobald wie möglich muss der Arzt ein mit dem Buchstaben N gekennzeichnetes BtM-Rezept nachreichen. Dieses Rezept darf dann nicht mehr beliefert werden, dient aber zur Abrechnung mit der Krankenkasse. Beide Rezepte, die Notfall-Verordnung und Teil I des BtM-Rezeptes müssen für die Dokumentation aufbewahrt werden.

Ist nach Rücksprache mit dem Arzt eine Änderung auf dem BtM-Rezept erforderlich, z. B. die Ergänzung einer fehlenden Gebrauchsanweisung, so ist die Änderung auf allen 3 Teilen vorzunehmen. Der Apotheker vermerkt die Ergänzung auf den Teilen I und II, der Arzt auf Teil III. Beide müssen die Änderung mit Datum und Unterschrift abzeichnen.

Der Buchstabe „S" kennzeichnet ein Substitutionsmittel-Rezept. Auf diesem Rezept werden Betäubungsmittel (z. B. Methadon, häufig als Rezeptur) zum unmittelbaren Verbrauch für die Substitutionsbehandlung Opioidabhängiger verordnet. Der Arzt benötigt eine suchtmedizinische Qualifikation. Handelt es sich bei dem Rezept um eine Take-home-Verordnung, wird „ST" notiert. „SZ" bedeutet, es liegt eine Take-home-Verordnung für einen Sichtbezugspatienten vor, um die Wochenend- oder Feiertagsversorgung zu ermöglichen. Falls es um die Überbrückung eines Wochenendes geht, dürfen nur die Einzeldosen für zwei Tage verordnet werden. Für die Verschreibung und Abgabe der Substitutionsmittel gelten noch weitere Vorgaben der BtMVV, die hier nicht weiter erläutert werden.

Neben einem Betäubungsmittel darf auch ein anderes Arzneimittel auf dem BtM-Rezept verordnet werden. Zum Beispiel kann neben dem starken Analgetikum Morphin auch ein Abführmittel auf dem Rezept stehen.

Bei der Belieferung der BtM-Rezepte sind wie bei anderen Rezepten die Rabattverträge mit den gesetzlichen Krankenkassen zu beachten. Es ist keine Belieferung aufgrund der Vorlage eines Faxes möglich, sondern es muss das Originalrezept bei Abgabe vorliegen.

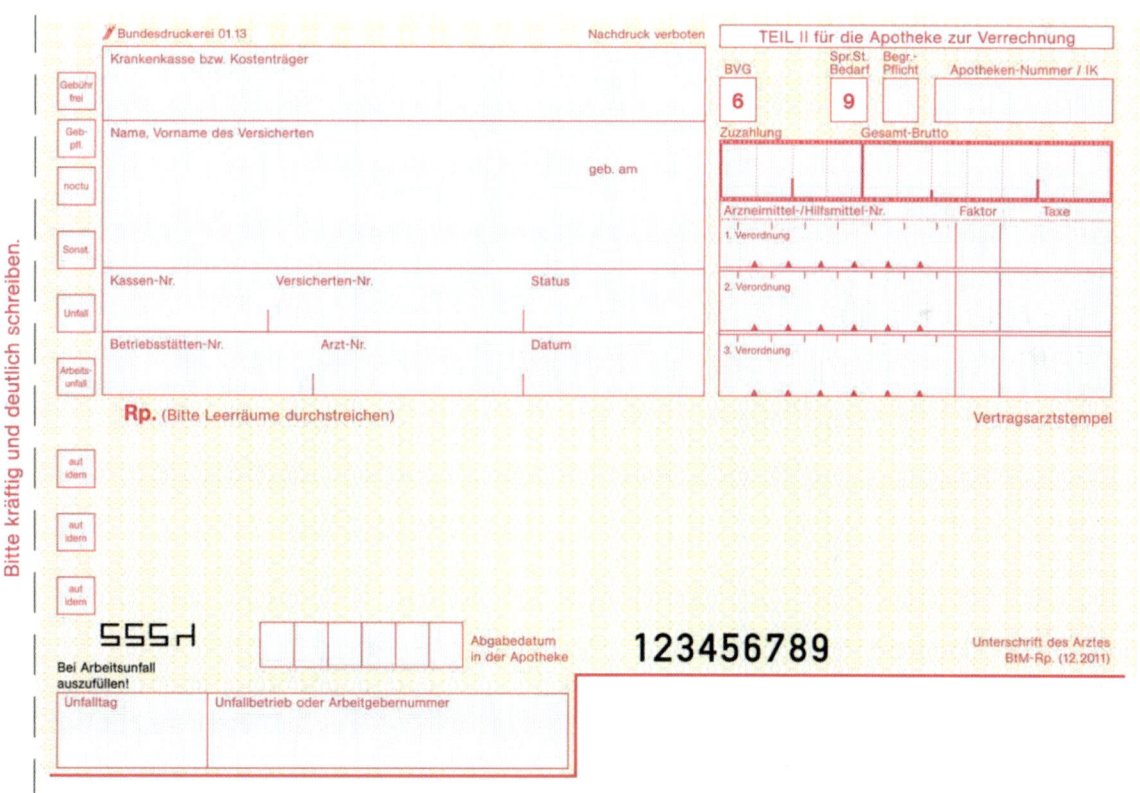

(Bild: Häußermann/Böhmer: Betäubungsmittel in der Apothekenpraxis)

Was muss dokumentiert werden?

Die Apotheke ist verpflichtet über jeden Zu- bzw. Abgang eines Betäubungsmittels Buch zu führen. Für jedes BtM wird eine Karteikarte angelegt, entweder handschriftlich in Papierform oder elektronisch mit Hilfe eines entsprechenden Computerprogramms.

Auf der Karteikarte bzw. in der Datei muss Folgendes eingetragen werden:
- genaue Bezeichnung des Betäubungsmittels,
- Datum des Zu- bzw. Abgangs,
- bei Zugang Name und Anschrift des Lieferanten und Lieferscheinnummer,
- bei Abgang Name und Anschrift des Patienten, Name und Anschrift des verordnenden Arztes und die Nummer des BtM-Rezeptes
(oder bei Retouren an den Großhandel: Name und Anschrift des Großhandels),
- zu- bzw. abgegangene Menge in g, mg oder St. und der Gesamtbestand.

Die Buchungen (Karteikarten bzw. EDV-Ausdrucke) werden der Apothekenleitung einmal monatlich zur Prüfung vorgelegt und von ihr unterschrieben.

Wie wird ein BtM in der Apotheke vernichtet?

Wird in der Apotheke ein Betäubungsmittel vernichtet, weil es verfallen ist, muss auch dieses als Abgangsbuchung mit Angabe der genauen Menge eingetragen werden (Sonderbuchung Vernichtung). Die Vernichtung erfolgt in Gegenwart von zwei Zeugen und in einer Art und Weise, die eine Wiedergewinnung ausschließt (Tabletten mörsern, Flüssigkeiten auf Katzenstreu gießen und unter den Restmüll mischen). Die vernichtende Person muss vor schädlichen Einwirkungen geschützt sein (Tragen von Schutzhandschuhen) und die Entsorgung sollte umweltschonend erfolgen (keine Entsorgung über das Abwasser).

Als Nachweis wird eine Vernichtungserklärung erstellt, die die genaue Bezeichnung des BtM, die vernichtete Menge und das Datum enthält und von den beteiligten Personen unterschrieben wird.

Wie lange müssen die Unterlagen aufbewahrt werden?

Vernichtungserklärungen, alle Lieferscheine und Rezeptdurchschriften sowie die Karteikarten bzw. EDV-Ausdrucke müssen mindestens 3 Jahre aufbewahrt werden.

Verwendete Literatur und Quellen:
Betäubungsmittel-Binnenhandelsverordnung vom 16. Dezember 1981 (BGBl. I S. 1425), zuletzt durch Artikel 1 der Verordnung vom 17. August 2011 (BGBl. I S. 1754) geändert (BtMBinHV)
Betäubungsmittelgesetz in der Fassung der Bekanntmachung vom 1. März 1994 (BGBl. I S. 358), zuletzt durch Artikel 1 der Verordnung vom 17. Dezember 2019 (BGBl. I S. 2850) geändert (BtMG)
Betäubungsmittel-Verschreibungsverordnung vom 20. Januar 1998 (BGBl. I S. 74, 80), zuletzt durch Artikel 2 der Verordnung vom 2. Juli 2018 (BGBl. I S. 1078) geändert (BtMVV)

Abbildungen:
Häußermann K, Böhmer P. Betäubungsmittel in der Apothekenpraxis. Erwerb, Abgabe und Dokumentation. 3. Aufl., Deutscher Apotheker Verlag, Stuttgart 2019

„Pille danach" – Die Basics der Notfallverhütung

Seit dem 15. März 2015 ist die „Pille danach" in Deutschland ohne Rezept erhältlich. Diese Rezeptfreiheit sorgt für einen schnelleren Zugang – ein klarer Vorteil für die betroffenen Frauen. Denn die „Pille danach" ist am wirksamsten, wenn sie möglichst früh nach dem ungeschützten Geschlechtsverkehr eingenommen wird (idealerweise innerhalb von 12 Stunden). Mithilfe von Notfallkontrazeptiva wie *PiDaNa®* oder *Ellaone®* kann man nach ungeschütztem Geschlechtsverkehr eine Verhütung nachholen und so eine Schwangerschaft verhindern. Eine hundertprozentige Sicherheit ist allerdings nicht gegeben.

Sorgfaltspflicht

Die „Pille danach" ist heute ein apothekenpflichtiges Arzneimittel. Für die Apotheke besteht bei der Abgabe zwar keine Dokumentationspflicht, aber dennoch eine spezielle Sorgfaltspflicht. Laut Apothekenbetriebsordnung hat das pharmazeutische Personal den gesetzlichen Auftrag, umfassend zu beraten und einer erkennbaren Fehlanwendung in geeigneter Weise entgegenzutreten.
Die „Pille danach" ist zur Notfallverhütung im akuten Fall zugelassen und darf nicht auf Vorrat gekauft werden. Die Abgabe erfolgt an die betroffene Frau persönlich, da für eine angemessene Beratung wichtige Fragen von z. B. dem Partner meist nicht ausreichend beantwortet werden können. Ob in Ausnahmesituationen die Abgabe an eine dritte Person erfolgen kann, z. B. nach telefonischer Kontaktaufnahme mit der Frau, liegt im Ermessen des pharmazeutischen Personals.

Unterstützung in der Beratung bietet die Bundesapothekerkammer: Sie stellt einen Beratungsleitfaden und eine ausführliche Checkliste (siehe Anhang) zur Verfügung.

Beratung

Vor der Abgabe der „Pille danach" sind Apotheker und PTA aufgefordert, der Kundin einige Fragen zu stellen. Dadurch soll ermittelt werden, ob eine Einnahme tatsächlich notwendig und möglich ist oder ob die Frau an einen Arzt verwiesen werden sollte. Mithilfe einer Checkliste werden die wichtigsten Aspekte ermittelt. Gefragt wird zum Beispiel nach dem Alter der Frau. Die Abgabe an Mädchen unter 14 Jahren sollte ohne Einverständnis eines Erziehungsberechtigten nicht erfolgen. Ein Arztbesuch ist zu empfehlen. Auch wird sich nach der letzten Periode erkundigt, um eine vorliegende Schwangerschaft auszuschließen. Vor allem muss jedoch geklärt werden, wie lange der ungeschützte Geschlechtsverkehr her ist. Ist dieser mehr als 5 Tage her, ist die „Pille danach" nicht mehr wirksam.

Eine Kundin sucht Rat in der Apotheke, wenn
- kein Verhütungsmittel verwendet wurde,
- eine Verhütungspanne passiert ist, z. B. Reißen/Abrutschen des Kondoms,
- die Einnahme des oralen Kontrazeptivums (Pille) vergessen wurde,
- andere hormonale Kontrazeptiva (Vaginalring, Verhütungspflaster) falsch angewendet wurden.

Nach einer Verhütungspanne ist nicht in jedem Fall die Anwendung der „Pille danach" nötig. Wird zum Beispiel die Einnahme einer Tablette des oralen Kontrazeptivums (Mikropille) vergessen, kann die Einnahme innerhalb von 12 Stunden nachgeholt und die weitere Einnahme wie gewohnt fortgesetzt werden. Die Schwangerschaftsverhütung ist gewährleistet. Im Beipackzettel der hormonellen Verhütungsmittel finden sich Angaben, wie in solchen oder ähnlichen Fällen zu verfahren ist.

Der weibliche Zyklus

Im Durchschnitt dauert ein Menstruationszyklus 28 Tage. Etwa zur Mitte des Zyklus findet der Eisprung (Ovulation) statt. Ausgelöst wird er durch eine hohe Ausschüttung des luteinisierenden Hormons (LH), dem sogenannten LH-Peak. Beim Eisprung wird dann eine unbefruchtete Eizelle aus dem Eierstock ausgestoßen und in einen Eileiter aufgenommen. Innerhalb der folgenden 12 bis 24 Stunden wandert die aktive Eizelle in Richtung Gebärmutter. Während dieser Zeit kann sie von einem Spermium befruchtet werden.

In der Realität können die fruchtbaren Tage einer Frau jedoch nur ungefähr bestimmt werden. Sie verschieben sich entsprechend der Zykluslänge und diese Länge ist nicht vorhersagbar. Zudem können Stress, Reisen, Klimawechsel, Krankheit oder auch Diäten den Zyklusverlauf beeinflussen. Somit birgt jeder ungeschützte Geschlechtsverkehr das Risiko einer Schwangerschaft.

Wirkung der „Pille danach"

Die Wirkung der „Pille danach" liegt darin, einen noch nicht stattgefundenen Eisprung zu verschieben, und zwar indem sie den LH-Peak verschiebt. Bei einer Einnahme innerhalb von 12 bis 24 Stunden nach dem Geschlechtsverkehr liegt die Wirksamkeit bei 97 bis 99 Prozent. Sie verringert sich in den darauffolgenden Stunden und Tagen.

Die Wirkstoffe, die in der „Pille danach" verwendet werden, heißen Levonorgestrel und Ulipristalacetat. An den beiden Tagen vor dem Eisprung beginnt das LH-Level zu steigen. Während Levonorgestrel den Eisprung nur verschieben kann, wenn es vor dem LH-Anstieg eingenommen wird, kann Ulipristalacetat auch noch bei Einnahme im LH-Anstieg den Spiegel senken und den Eisprung verzögern. Ist das LH-Maximum bereits erreicht und der Eisprung erfolgt, wirken beide Wirkstoffe nicht mehr und eine Schwangerschaft kann entstehen.

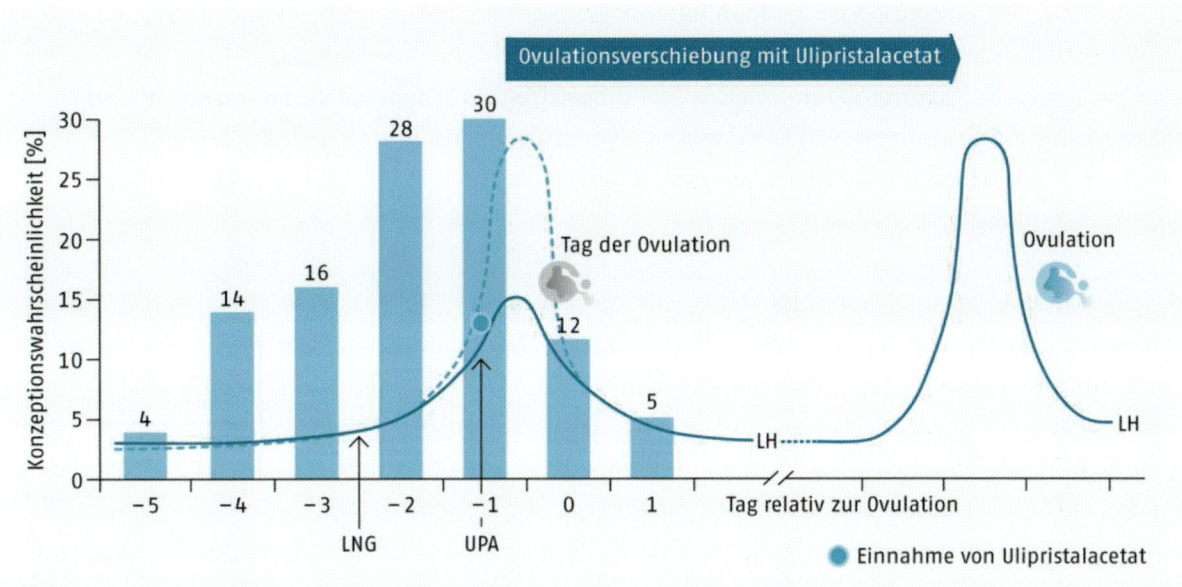

(Bild: Frohn LP. Pille danach.)

Die Präparate

PiDaNa®, unofem® Hexal, Postinor®, Levonoaristo®, Levonorgestrel STADA, Navela®: In diesen Präparaten ist der Wirkstoff **Levonorgestrel** enthalten, ein Gestagen. Sie sind maximal 72 Stunden (drei Tage) nach dem ungeschützten Geschlechtsverkehr wirksam.
EllaOne®: Das Fertigarzneimittel beinhaltet den Wirkstoff **Ulipristalacetat**, einen Progesteronrezeptormodulator. Diese „Pille danach" kann bis zu 120 Stunden (fünf Tage) nach ungeschütztem Geschlechtsverkehr eingenommen werden und damit ca. zwei Tage länger als Levonorgestrel.

Ulipristalacetat ist Levonorgestrel signifikant überlegen. Laut Studien ist es zu jedem Zeitpunkt der Einnahme wirksamer, da es auch noch kurz vor dem Eisprung, welcher sehr variabel ist, wirkt. *EllaOne®* stellt somit derzeit die Standardtherapie in der Notfallverhütung dar.

Als Nebenwirkungen werden bei beiden Wirkstoffen Kopfschmerzen, Übelkeit, Schwindelgefühl, krampfartige Bauch-/Unterleibschmerzen, Müdigkeit sowie Spannungen in der Brust genannt. Bei Erbrechen wird innerhalb von 3 Stunden nach der Einnahme eine zweite Einnahme empfohlen. Zur Verminderung von Übelkeit ist es sinnvoll, vor Einnahme der Tablette eine Kleinigkeit zu essen.

Nach der Einnahme der „Pille danach" kann die nächste Menstruation etwas früher oder bis zu 7 Tage später einsetzen.

Im Beratungsgespräch ist weiterhin zu klären, ob die Kundin bestimmte chronische Erkrankungen hat oder welche anderen Arzneimittel sie einnimmt. Beide Wirkstoffe sind bei schweren Leberfunktionsstörungen kontraindiziert. Leidet die Kundin unter schwerem Asthma

und nimmt ein orales Glucocorticoid ein, ist nur Levonorgestrel geeignet. Bei hohem Thromboserisiko ist sicherheitshalber Rücksprache mit dem Arzt zu halten.
Die Einnahme von Johanniskraut oder einigen Arzneimitteln gegen HIV, Tuberkulose und Epilepsie kann die Wirkung der „Pille danach" vermindern. Auch in diesem Fall ist ein Arztbesuch zu empfehlen. Alternativ wäre die Einnahme von zwei Tabletten mit dem Wirkstoff Levonorgestrel möglich.

Eine stillende Kundin muss die Stillpause nach Einnahme der „Pille danach" beachten. In dieser Zeit wird die Muttermilch abgepumpt und verworfen. Die Stillpause beträgt bei Levonorgestrel nur acht Stunden, bei Ulipristalacetat eine Woche.

Präparate mit dem Wirkstoff Levonorgestrel kosten ca. 16 bis 23 Euro, *EllaOne®* ca. 30 bis 35 Euro. Bis zum vollendeten 22. Lebensjahr (also bis zum 22. Geburtstag) kann der Arzt die „Pille danach" zu Lasten der Krankenkasse verordnen. Ab dem 18. Lebensjahr fällt eine Zuzahlung an.

Wirkstoffe zur Notfallverhütung		
	Levonorgestrel	Ulipristalacetat
	Gestagen	Progesteronrezeptormodulator
Fertigarzneimittel	*PiDaNa®, unofem® Hexal, Postinor®, Levonoaristo®, Levonorgestrel STADA, Navela®*	*EllaOne®*
Wirkung	Vor dem LH-Anstieg	Auch noch im LH-Anstieg
Einnahme	Innerhalb von 72 Stunden	Innerhalb von 120 Stunden
Häufige Nebenwirkungen	Kopfschmerzen, Übelkeit, Schwindelgefühl, krampfartige Bauch-/Unterleibschmerzen, Müdigkeit, Spannungen in der Brust	
Stillzeit	8 Stunden Stillpause nach Einnahme	1 Woche Stillpause nach Einnahme

Wissenswertes zur „Pille danach"

Die „Pille danach" ist keine Abtreibungspille. Sie führt keinen Schwangerschaftsabbruch herbei. Bei Verdacht auf eine bestehende Schwangerschaft sollte sie nicht angewendet werden.
Sie darf nur im Ausnahmefall eingesetzt werden. Bei häufiger Anwendung wird dem Körper eine unnötig hohe Hormonmenge zugeführt. Sie ist kein Ersatz für eine dauerhafte Verhütungsmethode.

Die Einnahme ist maximal bis zu fünf Tage nach dem ungeschützten Geschlechtsverkehr sinnvoll, da Spermien maximal fünf Tage im weiblichen Genitaltrakt fähig zur Befruchtung einer Eizelle sind. Je früher die Einnahme, desto zuverlässiger die Wirkung.
Nach erfolgter Einnahme ist für den Rest des Zyklus zusätzlich mit einer Barrieremethode zu verhüten, z. B. mit einem Kondom.

Ist die nächste Menstruationsblutung deutlich anders als gewohnt oder verspätet sie sich um mehr als 7 Tage, sollte die Kundin einen Schwangerschaftstest durchführen und/oder ihren Frauenarzt bzw. ihre Frauenärztin aufsuchen.

Die „Pille danach" schützt nicht vor sexuell übertragbaren Infektionskrankheiten.

Verwendete Literatur und Quellen:
ABDA-Datenbank. Online: https://abdata.de/datenangebot/abda-datenbank/ (Zugriff: 01/2020)
Frohn L.P. Pille danach. 1. Aufl., Deutscher Apotheker Verlag, Stuttgart 2015
Notfallkontrazeptiva: Handlungsempfehlungen der BAK
(https://www.abda.de/fileadmin/user_upload/assets/Praktische_Hilfen/Leitlinien/Selbstmedikation/BAK_Handlungsempfehlungen-Checkliste-NFK_20180228.pdf; Zugriff: 12/2019)
www.fachinfo.de (Zugriff: 01/2020)

Abbildungen:
Frohn LP. Pille danach. Beratungshilfe Notfallverhütung. Deutscher Apotheker Verlag, Stuttgart 2015.

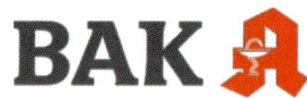

Qualitätssicherung der Beratung*

Checkliste
für die Abgabe von oralen Notfallkontrazeptiva
(„Pille danach") in der Selbstmedikation
(Stand: 28.02.2018)

1. Alter:_____Jahre

2. Warum wird die „Pille danach" verlangt?

    ☐ Geschlechtsverkehr (GV) ohne Verhütung
    ☐ Kondom-Panne oder Versagen einer anderen Barriere-Methode
    ☐ Einnahme der „Pille" vergessen

    Präparatename der Pille": _____ Nummer der vergessenen Tablette(n) (1-28):_____

    Anzahl der vergessenen Tabletten:_____   Letzte Einnahme vor:_____Stunden

    ☐ Erneuter Wunsch (verminderte Wirkung, z. B. Erbrechen innerhalb von 3 Stunden nach erstmaliger Einnahme)

    ☐ Anderer Grund: _____

3. Zeitpunkt des ungeschützten Geschlechtsverkehrs (uGV):
    Datum:_____   Uhrzeit:_____   Stunden seit uGV:_____

    < 72 Std.: ☐   72-120 Std.: ☐   > 120 Std.: ☐

4. Wann war die letzte Monatsblutung?   vor_____Tagen   ☐ nicht bekannt

5. Gibt es Hinweise auf eine bestehende Schwangerschaft?
    (Wird eine der folgenden Fragen mit „ja" beantwortet → Schwangerschaftstest und/oder Gynäkologe/Gynäkologin)

    Liegt das Datum des ersten Tages der letzten Monatsblutung (_____) länger als 28 Tage zurück?

	☐ nein	☐ ja
War die letzte Monatsblutung schwächer als üblich?	☐ nein	☐ ja
War die letzte Monatsblutung kürzer als üblich?	☐ nein	☐ ja
War die letzte Monatsblutung sonst ungewöhnlich?	☐ nein	☐ ja

6. Sind bei Ihnen folgende akute gesundheitliche Probleme bzw. chronische Krankheiten bekannt?

    - Gab es bei Ihnen oder Ihrer Familie Hinweise auf Thrombosen in der Vorgeschichte?

    ☐ nein   ☐ ja → da ein erhöhtes Thromboserisiko für LNG nicht völlig auszuschließen ist, sollte ggf. UPA empfohlen werden.

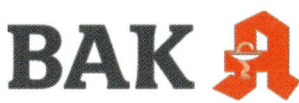

    - Anhaltendes Erbrechen, Malabsorptionsstörungen (M. Crohn), schwere Leberfunktionsstörungen

        ☐ nein   ☐ ja → Arzt/Ärztin

7. Stillen Sie zurzeit?   ☐ nein   ☐ ja → Stillpause

    (UPA: 1 Woche; LNG: 8 Stunden)

8. Nehmen Sie zurzeit (regelmäßig) Arzneimittel# ein?   ☐ nein   ☐ ja

    Wenn ja, welche?: _____

#)Eine verminderte Wirksamkeit der oralen Notfallkontrazeptiva kann auftreten unter der Einnahme von z. B. Carbamazepin, Rifampicin, Johanniskraut/Hypericin-haltigen Präparaten, Phenytoin, Phenobarbital, Oxcarbazepin, Primidon, Ritonavir, Efavirenz, Nevirapin, Rifabutin (CYP3A4 Induktoren). In diesen Fällen sollte auf die Möglichkeit zur Einlage einer Kupferspirale zur Notfallkontrazeption hingewiesen werden. Für Frauen, die keine Kupferspirale verwenden können oder möchten ist die Einnahme einer doppelten Dosis Levonorgestrel (d. h. zwei Tabletten zusammen eingenommen [3000 Mikrogramm] innerhalb von 72 Stunden nach dem ungeschützten Verkehr) eine Alternative. Weitere Angaben zu ggf. relevanten Wechselwirkungen finden sich in den jeweils gültigen Fachinformationen.

9. Haben Sie schon einmal die „Pille danach" angewendet? ☐ nein   ☐ ja → wann zuletzt?_____

    Wenn ja:
    Gab es unter der Anwendung eine Überempfindlichkeit gegen den Wirkstoff oder einen der sonstigen Bestandteile?
    ☐ nein
    ☐ ja → Arzt/Ärztin bzw. Gynäkologe/Gynäkologin

_____

Aufzeichnungen der Apotheke

10. „Pille danach" abgegeben? ☐ ja   Präparat:_____®   ☐ nein

    Wenn nein, warum (z. B. *Kombinations-„Pille" vor < 12 Std. vergessen*):_____

    _____

11. An Gynäkologen/Gynäkologin bzw. ärztlichen Bereitschaftsdienst verwiesen? ☐ nein   ☐ ja

    Wenn ja, warum_____

12. Bemerkungen:

_____
Apotheken-Stempel/Datum/Name/Unterschrift

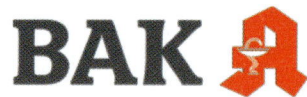

Hinweise:
- *)Diese Checkliste soll der Qualitätssicherung der Beratung dienen.
- Weitere Angaben finden sich in den jeweils gültigen Produktinformationen (Fach- und Gebrauchsinformationen), auf die ausdrücklich hingewiesen wird.
- Bei weitergehenden Fragen, bei bestehender Unsicherheit über die Eigendiagnose oder Angemessenheit der Selbstbehandlung als auch bei über die Arzneimittelabgabe hinausgehenden Fragen (beispielsweise zur Kupferspirale, Kontrazeption, Sexualität oder sexuell übertragbaren Krankheiten) sollte sich die Frau durch einen Arzt/eine Ärztin bzw. einen Gynäkologen/eine Gynäkologin beraten lassen.

Abbildungsnachweis

Einstiegsbild Teil A: ©Thomas Reimer/Adobe Stock
Einstiegsbild Teil B: ©contrastwerkstatt/Adobe Stock

Die Autorin

Heike Steen

Nach der PTA-Ausbildung Pharmaziestudium an der Westfälischen Wilhelms-Universität Münster. Weiterbildung zur Fachapothekerin für Allgemeinpharmazie, Geriatrische Pharmazie, Naturheilverfahren und Homöopathie, AMTS-Managerin. Tätigkeit als angestellte Apothekerin in einer öffentlichen Apotheke, nebenberuflich Referentin für die Apothekerkammer Westfalen-Lippe im Bereich Fort- und Weiterbildung, Fachsprachenprüferin an der Apothekerkammer Westfalen-Lippe, stellvertretende Prüfungsvorsitzende an der Städtischen Berufsfachschule für PTA der Stadt Münster. Freiberufliche Mitarbeiterin im Lektorat Pharmazie des Deutschen Apotheker Verlags, Autorin für PTAheute und Coautorin des Lehrbuches Derendorf H, Wemhöner R, Steen H, Schrank AJ. Arzneimittelkunde für PTA. 9. Aufl., Deutscher Apothekerverlag, Stuttgart 2019.

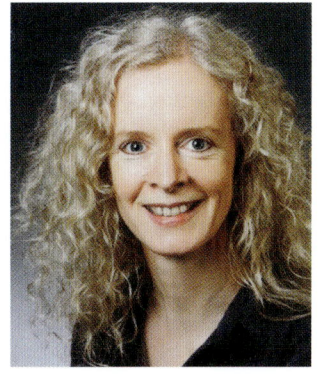